Je masse
mon bébé

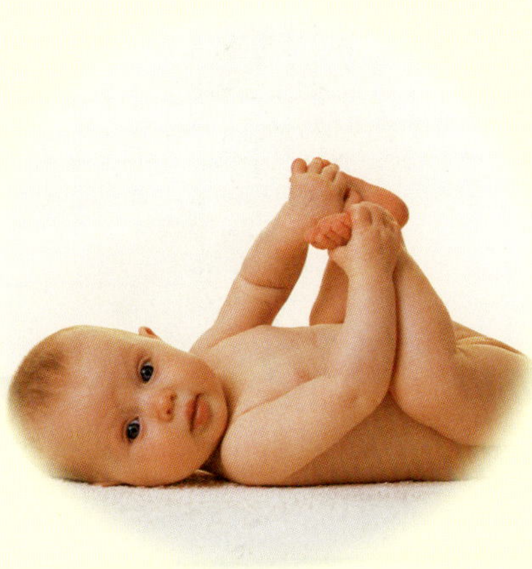

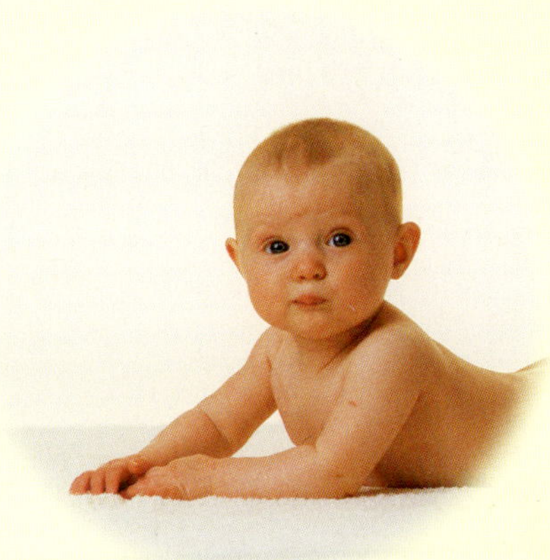

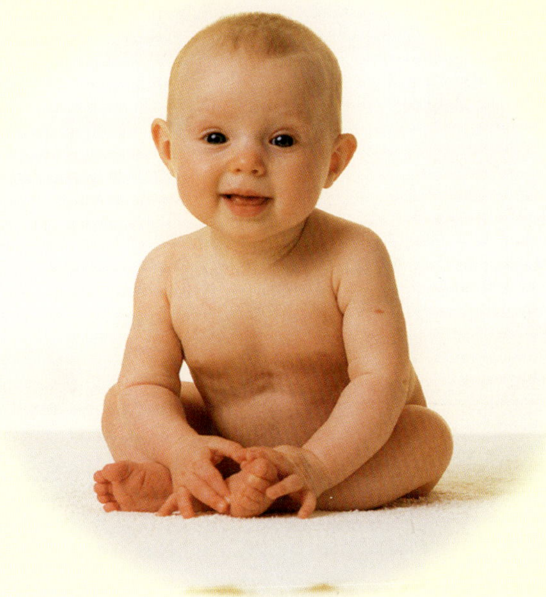

Peter Walker

SOLAR

Pour Harley et Sauri

Si vous souhaitez recevoir notre catalogue
et être tenu au courant de nos publications,
envoyez-nous vos nom et adresse, en citant
ce livre et en précisant les domaines
qui vous intéressent.

Éditions SOLAR
12, avenue d'Italie
75013 Paris

Internet : www.solar.fr

Titre original de cet ouvrage :
Baby Massage for beginners

Réalisation de la version française :
ACCORD Toulouse
Traduction-adaptation : Marie-Claire Seewald
L'Éditeur tient à remercier Dominique Foissin,
sage-femme et puéricultrice en milieu hospitalier,
pour sa collaboration à cet ouvrage.

ISBN : 978-2-263-03424-4
Code éditeur : S03424/05
Dépôt légal : janvier 2003
Imprimé en Espagne
Suite du premier tirage

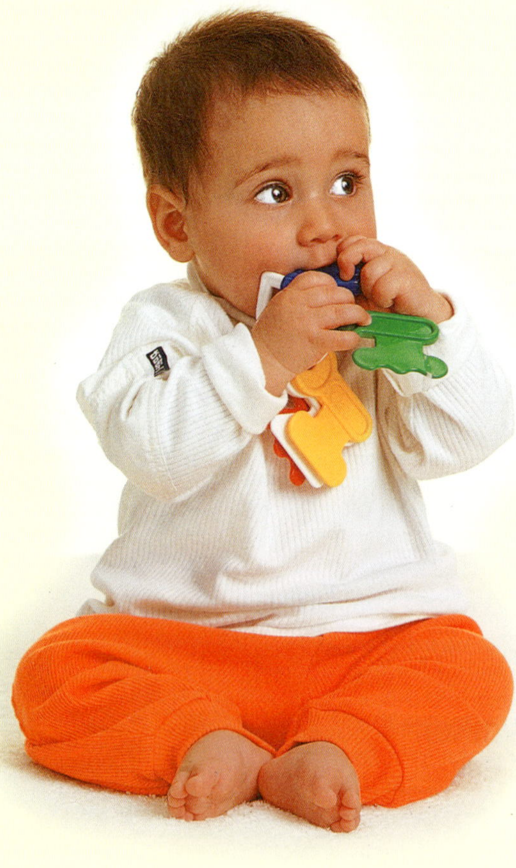

Toutes les techniques présentées dans ce livre ont été appliquées en toute sécurité, pendant plus de 15 ans, par l'auteur, par des praticiens ainsi que par de nombreux parents.
Néanmoins, nous tenons à vous rappeler que cet ouvrage, quelles que soient sa qualité et l'attention que nous avons portée à sa réalisation, ne peut en aucun cas se substituer à l'avis d'un spécialiste. La responsabilité de l'Éditeur ne saurait être engagée par les conséquences qui découleraient de son utilisation ni, bien sûr, en cas d'interprétation erronée.

Avant-propos

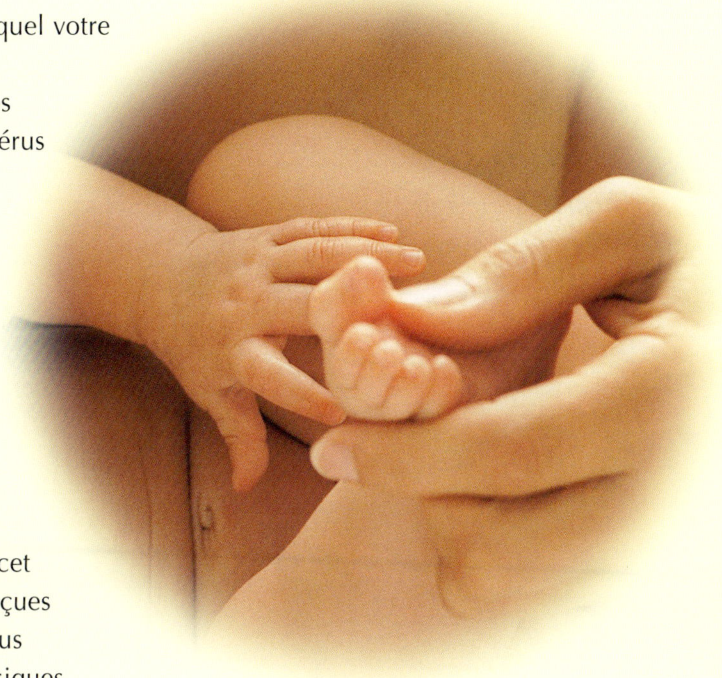

Les massages confèrent une nouvelle dimension à votre relation avec votre enfant.

Le massage le plus puissant auquel votre bébé sera jamais soumis a lieu au moment de sa naissance. Les contractions prolongées de l'utérus qui le poussent vers l'extérieur stimulent son système nerveux périphérique et ses organes pour le préparer à la vie hors du ventre de sa mère. En poursuivant cette stimulation par des massages tout au long du développement de votre nourrisson, vous ne ferez que suivre les voies de la nature. Les méthodes présentées dans cet ouvrage sont spécialement conçues pour apporter à votre enfant tous les bienfaits des massages classiques, tout en l'aidant à atteindre pleinement son potentiel physique à chaque étape de son développement – de sa naissance à ses premiers pas. Agissant à la fois sur les muscles et les articulations, ces techniques reposent sur la tendresse des contacts ; elles permettront à votre bébé d'acquérir toute la souplesse dont il aura besoin pour conquérir sa future mobilité.

Pratiqués régulièrement, ces massages vous aideront également à vérifier que votre bébé ne souffre pas de tensions ou de raideurs musculaires ou articulaires qui pourraient être liées à une affection cachée. De plus, ils lui apporteront une détente physique et affective qui l'aidera à évacuer le stress et lui donnera la confiance en soi indissociable d'un bien-être général.

Les massages constituent l'un des talents les plus précieux que peuvent acquérir des parents. Faciles à mettre en œuvre, ils sont à la fois préventifs et curatifs. Ils peuvent être utilisés pour soulager des affections mineures et apportent aide et confort aux enfants qui présentent des besoins particuliers.

Sommaire

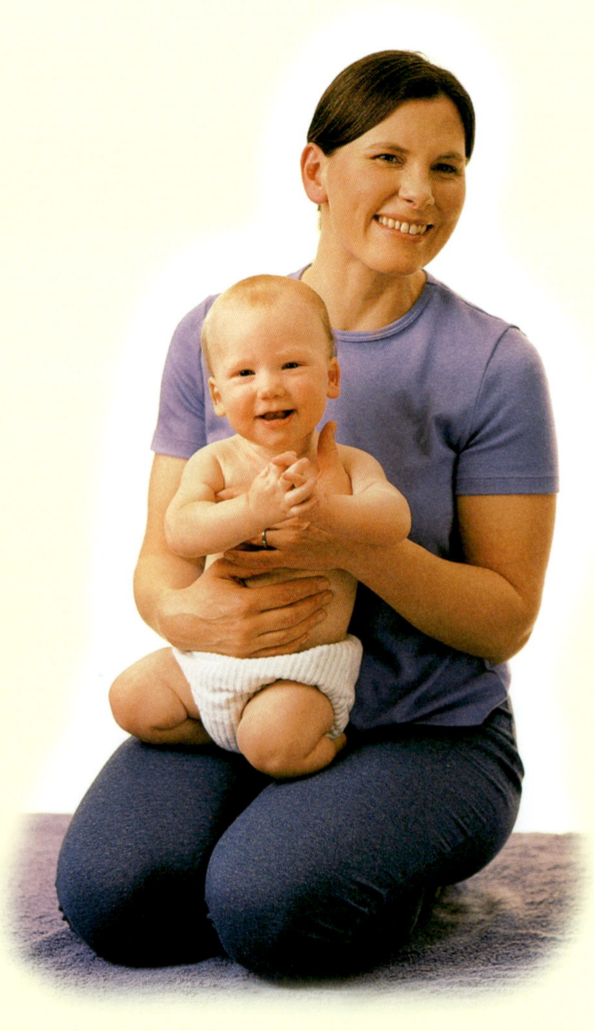

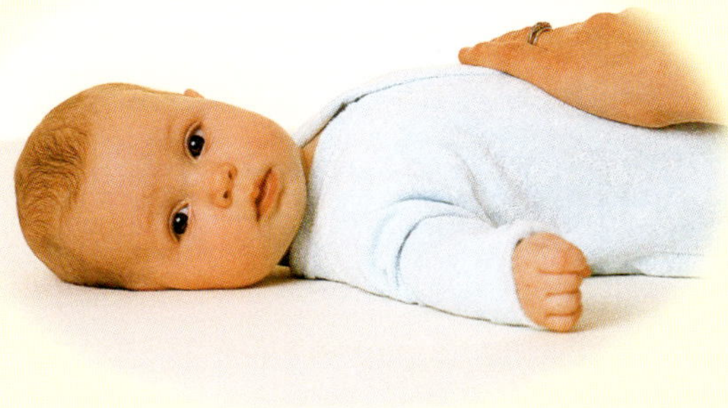

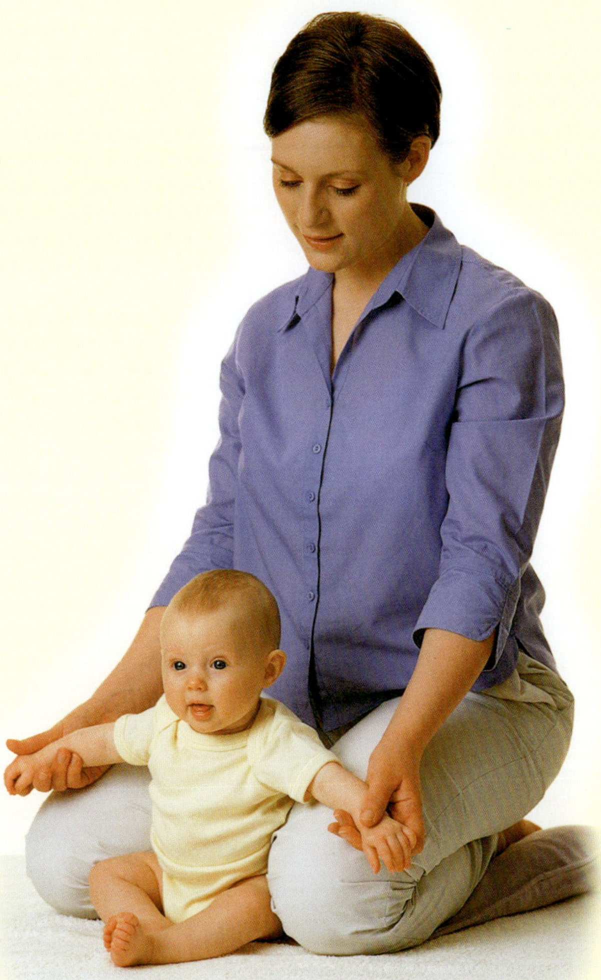

Introduction

Le but de cet ouvrage est de vous initier aux massages en vous expliquant le pourquoi et le comment de cette technique. Vous découvrirez leurs bienfaits et apprendrez comment les pratiquer sur un enfant.

Dans le chapitre 1, vous découvrirez comment toucher votre bébé dès sa naissance, développant ainsi une relation étroite avec lui dès son plus jeune âge. Le contact peau à peau vous permettra de nouer des liens particuliers au cours des premières semaines de sa vie.

Le chapitre 2 aborde les façons de masser les différentes parties du corps. Une pratique régulière aidera au développement affectif optimal de votre enfant et favorisera l'acquisition d'une bonne posture. Sa force et sa souplesse en seront renforcées et son état de santé en bénéficiera. Les massages vous permettront en outre de soulager d'éventuelles tensions musculaires et raideurs articulaires.

Passé le premier âge, le chapitre 3 vous apprendra comment masser bébé pour l'aider à acquérir et à consolider une bonne position assise.

À mesure que votre bébé deviendra plus mobile, il restera de moins en moins tranquille, et il deviendra plus difficile de le masser. C'est la période où vous devrez l'encourager à bouger. Le chapitre 4 présente des exercices de gymnastique douce destinés à entretenir sa souplesse, à améliorer sa vigueur, son équilibre, et à l'aider à se tenir assis et debout.

Dans le chapitre 5 sont décrits des massages susceptibles de soulager les troubles les plus fréquents des nourrissons. Sont également évoqués les besoins particuliers de certains enfants « différents », ainsi que les massages pouvant venir en complément des thérapies classiques.

À la fin de l'ouvrage, vous apprendrez comment réintroduire les massages dans le quotidien de bébé, après une période d'interruption, lorsque cela vous semblera opportun.

COMMENT UTILISER CET OUVRAGE

- Essayez de coincer le livre en position ouverte, afin de pouvoir masser votre bébé tout en suivant les indications fournies par le texte et les images.
- En page de gauche sont expliqués le but et les bienfaits du massage ; en page de droite, la façon de le pratiquer est décrite étape par étape.
- Les textes placés dans des encadrés de couleur évoquent les problèmes particuliers ou les contre-indications éventuelles qui y sont attachés.

Quand masser un bébé

En attendant que votre bébé soit habitué à être massé, le moment choisi peut lui faire aimer cette pratique. Différents facteurs doivent être pris en considération avant de commencer le massage.

- Il est toujours préférable de masser un bébé entre les repas. S'il vient juste de téter, il risque d'être gêné, surtout lorsque vous massez son abdomen ou que vous le couchez sur le ventre pour masser son dos. S'il a faim, il n'appréciera pas longtemps vos attentions.
- Les meilleurs moments pour masser bébé se situent le soir après le bain, ou durant les périodes de la journée où il semble détendu et réceptif.
- Faites en sorte que l'atmosphère de la pièce soit calme, afin de vous concentrer entièrement sur votre pratique.
- Essayez de masser bébé chaque jour à peu près au même moment, afin qu'il anticipe et attende la séance.

CONTRE-INDICATIONS

- À l'exception des massages spécialement conçus pour soulager les symptômes d'une maladie, ne massez pas votre bébé s'il ne semble pas en forme. Un bébé malade a surtout besoin de sommeil et de câlins.
- Ne massez jamais votre bébé s'il ne semble pas d'accord et ne le réveillez jamais pour le masser.
- N'utilisez pas d'huile de massage s'il a des lésions cutanées, car elle pourrait les aggraver. N'hésitez pas à prendre conseil auprès d'un médecin.

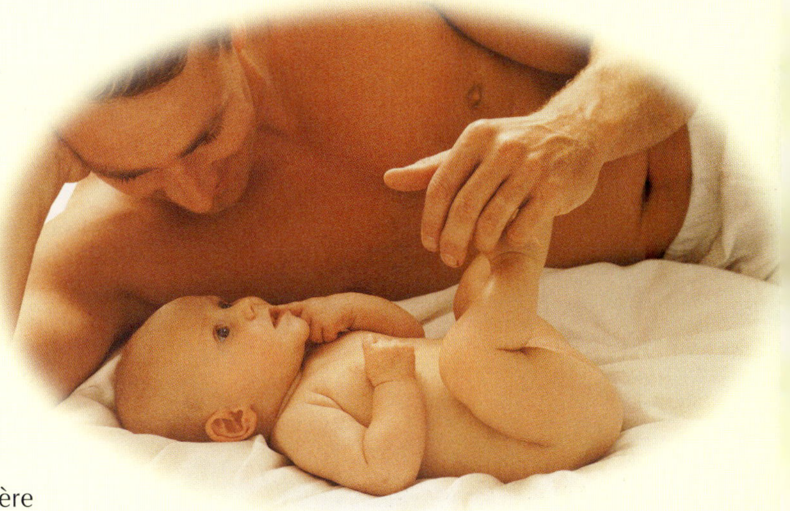

- Si votre bébé vient d'être vacciné, laissez passer 48 heures pour voir comment il réagit. Évitez de masser l'endroit de l'injection mais, s'il subsiste un point induré, vous pouvez le pétrir doucement entre le pouce et l'index, à condition qu'il ne soit plus douloureux.
- Évitez toutes les zones commotionnées, enflées, enflammées ou visiblement douloureuses. Consultez plutôt un médecin.

Les bienfaits du toucher

Le toucher est le premier langage du nouveau-né. C'est son premier moyen de communication : il joue un rôle primordial dans la relation parent-enfant. Le fait de masser votre bébé vous permet de lui exprimer votre amour et de combler son besoin de contacts physiques. Les bienfaits des massages sont à la fois émotionnels et physiques, et votre enfant en retirera un bien-être total.

SUR LE PLAN ÉMOTIONNEL

À chaque état émotionnel correspond une réaction musculaire. En réduisant les tensions musculaires, les massages apaisent les émotions, soulagent le stress et l'anxiété dus à la naissance, au nouvel environnement et au sevrage. Les autres bienfaits des massages sont les suivants :

- Ils renforcent les liens de confiance qui vous unissent à votre enfant.
- Les pères ont souvent peur de toucher les nouveau-nés. En apprenant à masser leur enfant, ils établissent une vraie relation et découvrent qu'un bébé n'est pas aussi fragile qu'ils le pensaient.
- La pratique régulière des massages abaisse le taux de cortisol (l'hormone du stress) dans le sang ; cette réduction est constante, elle persiste entre les séances de massage.
- Les massages stimulent la production d'endorphines, hormones qui atténuent la douleur. Associé à la réduction du taux de cortisol, ce phénomène induit une sensation de bien-être général chez votre bébé.
- En massant votre bébé, vous maintenez avec lui un contact visuel, vous l'embrassez, vous le caressez, toutes choses qui tissent votre relation avec lui.

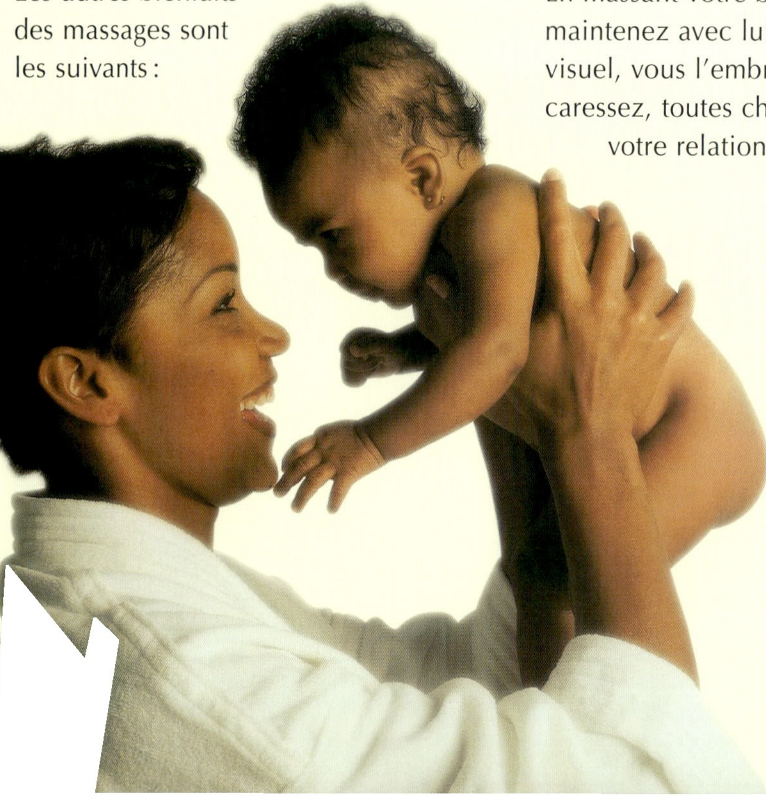

Le toucher est toujours réciproque. Lorsque vous masserez votre bébé, vous serez touché par lui en retour.

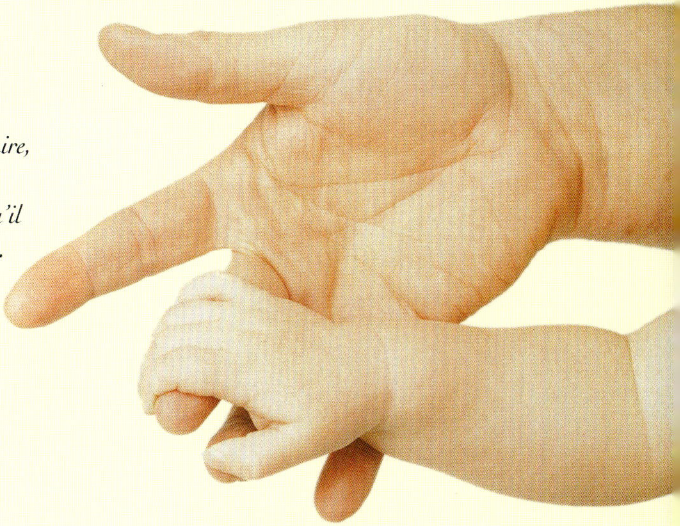

Les massages améliorent la coordination musculaire, permettant à votre bébé d'étirer bras et jambes, l'encourageant à abandonner la position fœtale qu'il a tendance à retrouver au cours des premiers mois.

SUR LE PLAN PHYSIQUE

La peau apporte au système nerveux central un flot d'informations sur l'environnement immédiat du corps. Lorsque vous touchez votre bébé, la sensation parvient à son cerveau, déclenchant des réactions physiques, physiologiques et émotionnelles. Les bienfaits physiques des massages sont multiples.

- Le contact peau à peau est tout aussi important que les apports en vitamines, minéraux et protéines pour le développement d'un enfant. Un bébé privé de caresses peut accuser des retards de croissance.
- Un massage régulier favorise la libération des hormones de croissance par l'hypophyse.
- Quand les muscles se détendent, ils absorbent du sang ; lorsqu'ils se contractent, ils facilitent le retour du sang veineux vers le cœur. Les extrémités de votre enfant – sommet du crâne, mains et pieds – sont souvent froides car son système circulatoire n'est pas encore totalement développé. Les massages améliorent la circulation. Les pieds et les mains de votre bébé se réchauffent lorsque vous le massez.
- La souplesse musculaire facilite le mouvement des articulations. Les massages améliorent la souplesse articulaire et augmentent la mobilité de votre bébé.
- Des massages réguliers nettoient la peau de votre bébé en favorisant l'élimination des cellules mortes. Ils ouvrent les pores, facilitent l'évacuation des toxines et la sécrétion du sébum qui améliore l'élasticité de l'épiderme et sa résistance aux infections.
- Les massages stimulent le nerf vague, dont l'une des ramifications facilite la libération d'hormones comme l'insuline et le glucose dans le système digestif.
- Les massages améliorent le fonctionnement du système lymphatique et favorisent la résistance aux infections.
- Des contacts pleins d'amour font éprouver du bien-être. Hippocrate définissait la santé comme « un bon ressenti de son corps ».

Les préparatifs

Considérez les séances de massage comme un moment privilégié à partager avec votre enfant et créez un environnement agréable pour l'occasion. Vous n'avez besoin que de quelques accessoires.

- Si le sol n'est pas couvert de moquette, prévoyez une couverture et un coussin pour vous asseoir, ainsi qu'une serviette douce que vous étendrez sur un tapis épais ou une couverture pliée pour votre bébé. Il ne se sentira pas à l'aise sur une surface dure, surtout s'il ne soutient pas encore sa tête – il risque de se cogner. S'il y a de la moquette sur le sol, préparez une grande serviette pliée pour votre bébé.
- Pour plus de commodité, versez l'huile de massage dans un bol. Assurez-vous que le bol est à portée de main.
- Mettez une musique douce et relaxante.
- Gardez à portée de main une couche et une serviette propres pour le cas où il surviendrait de petits accidents au cours du massage.
- Si l'heure du repas est proche et si votre enfant n'est pas nourri au sein, préparez à l'avance un biberon que vous lui donnerez au moindre signe d'impatience.

Pratiquez toujours un petit test avant d'utiliser une huile pour masser bébé. Appliquez-en quelques gouttes sur son mollet ou le haut de son bras et attendez 30 minutes pour observer une éventuelle réaction allergique. Celle-ci prend généralement la forme d'une plaque rouge qui disparaît après une ou deux heures. Dans ce cas, essayez une autre huile ou demandez l'avis d'un pédiatre.

LES HUILES DE BASE

La peau d'un bébé, fine et sensible, comporte beaucoup plus de terminaisons nerveuses que celle d'un adulte.

La régénération constante des cellules lui permet de rester lisse et douce ; la pratique régulière du massage avec une huile appropriée contribuera à nettoyer les pores des cellules mortes et à donner de l'éclat à l'épiderme. L'huile utilisée doit permettre à vos mains de glisser facilement et de réaliser un massage relativement ferme sans gêner bébé. Elle ne doit être ni poisseuse ni trop grasse. Choisissez une huile pure, si possible d'origine biologique.

- L'huile de pépin de raisin est réputée pour sa pureté et son absorption facile.
- L'huile d'olive est riche et convient aux peaux sèches.
- L'huile de tournesol (d'origine biologique) est conseillée pour masser les bébés prématurés.

Les huiles naturelles de fruits ou de légumes sont facilement absorbées par la peau et doivent donc être renouvelées au cours du massage. Ne remettez jamais un restant d'huile dans le flacon, pour éviter tout risque d'infection.

Les huiles essentielles sont réservées à l'usage externe. Elles ne doivent pas se substituer à un traitement médical en cas d'affection. Consultez toujours un médecin si vous pensez que votre enfant est malade.

LES HUILES ESSENTIELLES

Appelées aussi essences, elles possèdent l'odeur et les propriétés curatives des plantes dont elles sont extraites. Elles peuvent avoir un effet relaxant ou stimulant. On les utilise aussi pour traiter certaines maladies. Ces huiles sont extrêmement puissantes et sont déconseillées pour les nouveau-nés. À partir de deux mois, elles peuvent être utilisées, à condition d'être diluées dans une huile de base de bonne qualité (voir page de gauche), à raison de 3 gouttes d'huile essentielle pour 2 cuillerées à soupe d'huile de base. Votre bébé est très sensible aux odeurs, aussi utilisez de préférence une huile qui semble lui être agréable.

Vous pouvez également verser deux ou trois gouttes d'huile essentielle dans le bain de votre enfant. Diluez-la d'abord dans une cuillerée à soupe de lait, elle se diffusera plus facilement.

Enfin, il est possible d'utiliser un diffuseur pour parfumer l'air avec l'arôme d'une huile essentielle.

N'utilisez pas les huiles essentielles si votre bébé est atteint d'une maladie ou de troubles graves. Demandez au préalable l'avis d'un médecin.

Toutes les huiles essentielles ne conviennent pas aux bébés. Celles qui suivent sont les plus couramment utilisées.

THÉ Recommandée pour les infections cutanées, elle n'est pas toxique et a des propriétés antiseptiques.

CAMOMILLE ROMAINE Elle a des vertus calmantes, facilite la digestion et apaise l'irritabilité (voir page 80).

LAVANDE Cette huile antiseptique est utile pour soigner les brûlures et les plaies mineures. Elle peut aussi servir à décongestionner la poitrine ou le nez (voir page 74).

EUCALYPTUS Ce puissant décongestionnant peut être utilisé en massage sur la poitrine ou le dos (voir page 74) pour traiter la toux, les rhumes et les refroidissements. N'utilisez toutefois pas cette huile si votre bébé est sous traitement homéopathique.

ENCENS Très relaxant et offrant un arôme agréable, il peut être utilisé en massage sur la poitrine (voir page 36) pour ralentir le rythme respiratoire et calmer bébé.

ROSE OTTO Cette huile est recommandée en cas de sécheresse de la peau. Dotée d'un arôme puissant, elle est relativement chère.

Les bonnes techniques

Quand vous massez votre bébé, vos mains doivent être souples et détendues, le contact s'établissant avec les doigts et les paumes. Si vos mains sont raides et votre toucher hésitant, vous transmettrez votre tension à votre bébé ; essayez de rester calme et ferme.

Lorsque votre bébé commencera à apprécier les massages, vous pourrez augmenter légèrement la pression pour donner plus de fermeté au contact. Cela transmettra à votre enfant un message important auquel il sera sensible. Plus votre toucher sera sûr, plus la confiance de votre bébé sera grande. Lorsqu'il sera un peu plus âgé, vous pourrez augmenter le rythme du massage pour capter et retenir son attention.

Accompagnez vos massages de câlins et de baisers, parlez-lui, chantez-lui des chansons. Les bébés adorent jouer – c'est de cette façon qu'ils apprennent le mieux. Si vous êtes trop sérieux, votre enfant perdra tout intérêt pour le massage.

Gardez le contact avec la peau de votre enfant autant que vous le pouvez. Si vous vous interrompez pour tourner une page de ce livre ou pour reprendre de l'huile, essayez de garder une main en contact avec votre bébé.

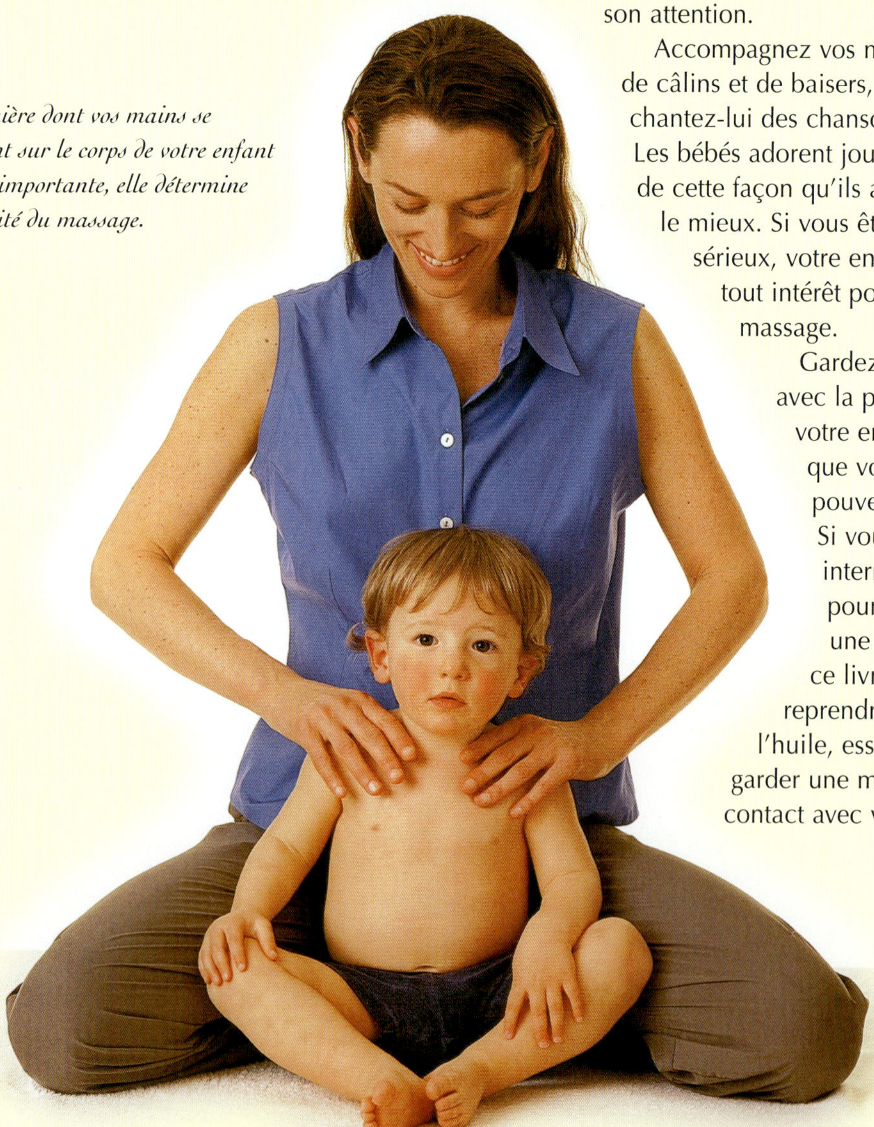

La manière dont vos mains se déplacent sur le corps de votre enfant est très importante, elle détermine l'efficacité du massage.

Les différentes techniques de massage ne sont pas difficiles à apprendre et vous les pratiquerez bientôt instinctivement. Frottez vos mains l'une contre l'autre et secouez-les avant de commencer pour les réchauffer et les détendre. Gardez vos poignets souples. Les principales techniques de massage vous sont présentées ici.

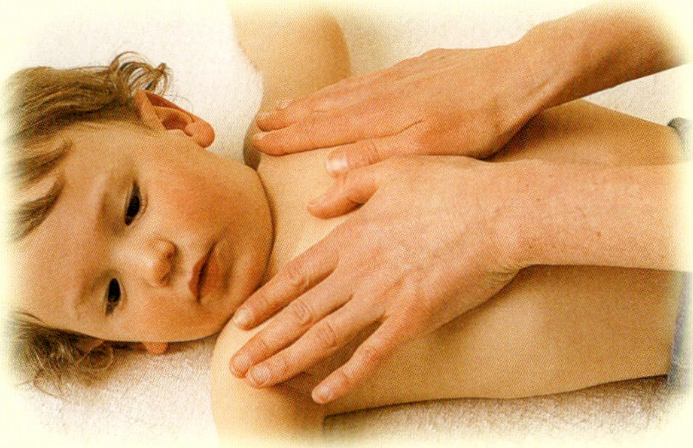

Friction

Sans trop appuyer, faites aller et venir vos mains souples sur le corps ou les membres de votre enfant.

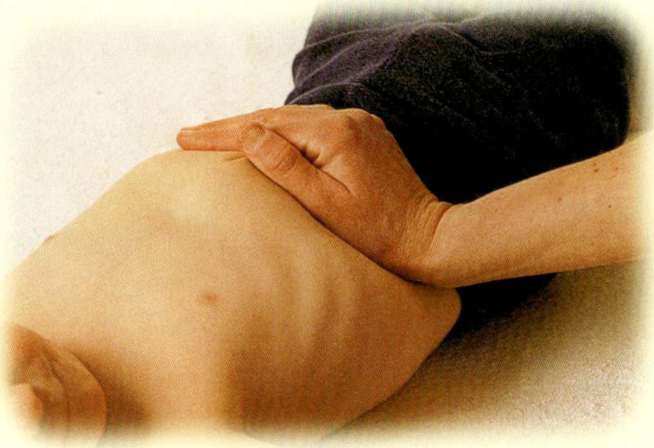

Pétrissage

Malaxez doucement les parties charnues du corps de votre bébé avec toute la surface de votre main.

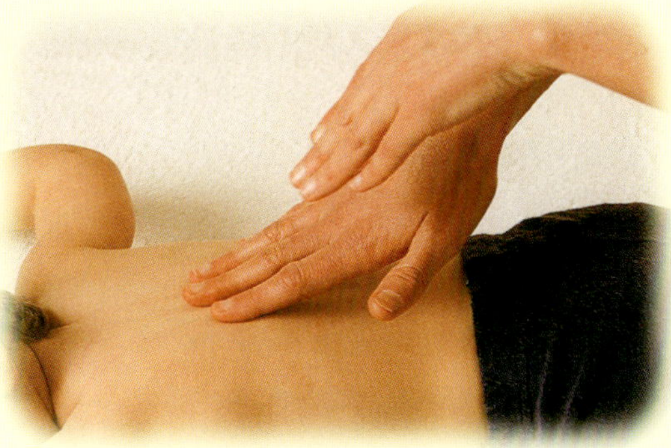

Pressions glissées

Faites glisser le poids de votre main détendue sur le corps de votre bébé.

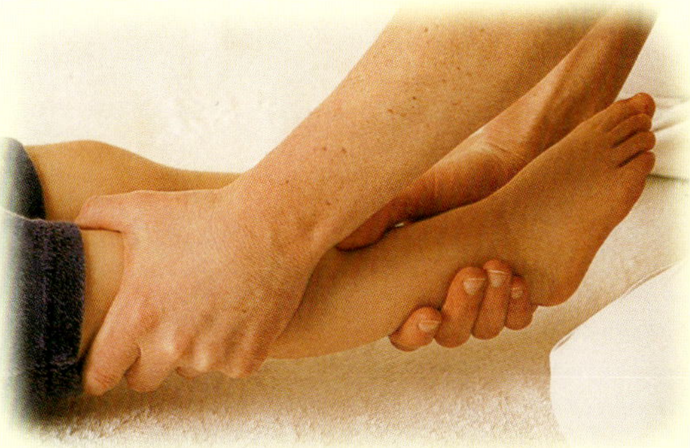

Mains alternées

Commencez le massage avec une main et enchaînez avec la seconde sans rompre le contact.

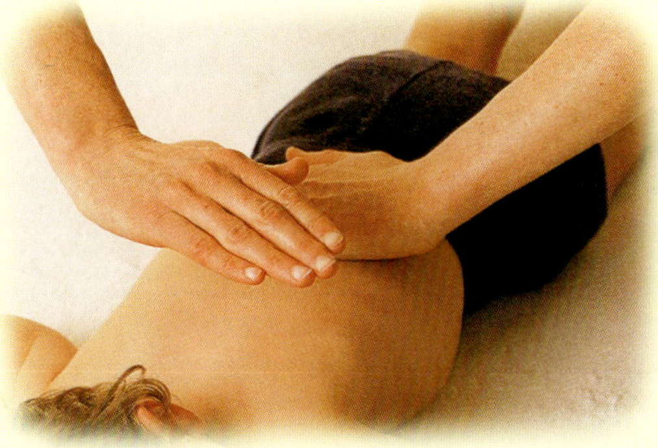

Percussions

Tapotez en mesure le corps de votre enfant à l'aide de vos mains en coupe, bien détendues.

Avant de commencer

Massez votre bébé lorsque vous vous sentez calme et concentré. Si vous êtes distrait ou pressé, votre enfant ne se détendra pas. S'il ne réagit pas bien au début, insistez un peu. En principe, trois ou quatre séances suffiront pour qu'il apprécie les massages. Souvenez-vous que vous ne devez pas lui imposer une séance trop longue. Arrêtez lorsque votre bébé semble le souhaiter et allongez progressivement les séances.

- Choisissez une pièce chaude et calme où vous êtes sûr de ne pas être dérangé pendant environ une heure.
- Enfilez des vêtements amples et confortables.
- Lavez-vous bien les mains, à l'eau chaude de préférence, et ôtez vos bijoux, qui pourraient écorcher la peau de bébé.
- Installez votre enfant sur une surface douce et chaude, une épaisse serviette en coton, par exemple. Évitez la laine, qui peut irriter la peau huilée.
- Placez le bol d'huile de massage à portée de main.

La chose la plus importante est que vous soyez détendu et de bonne humeur. Le massage est censé être aussi agréable pour vous que pour votre enfant. S'il ne semble pas apprécier, arrêtez-vous, faites-lui un câlin, puis recommencez. Les bébés qui refusent les massages sont souvent ceux qui en ont le plus besoin et qui les apprécient le plus par la suite.

Pendant que vous massez votre bébé :

- Effectuez le massage sur un rythme régulier et pensez à ce que vous faites. Oubliez vos problèmes et concentrez-vous.

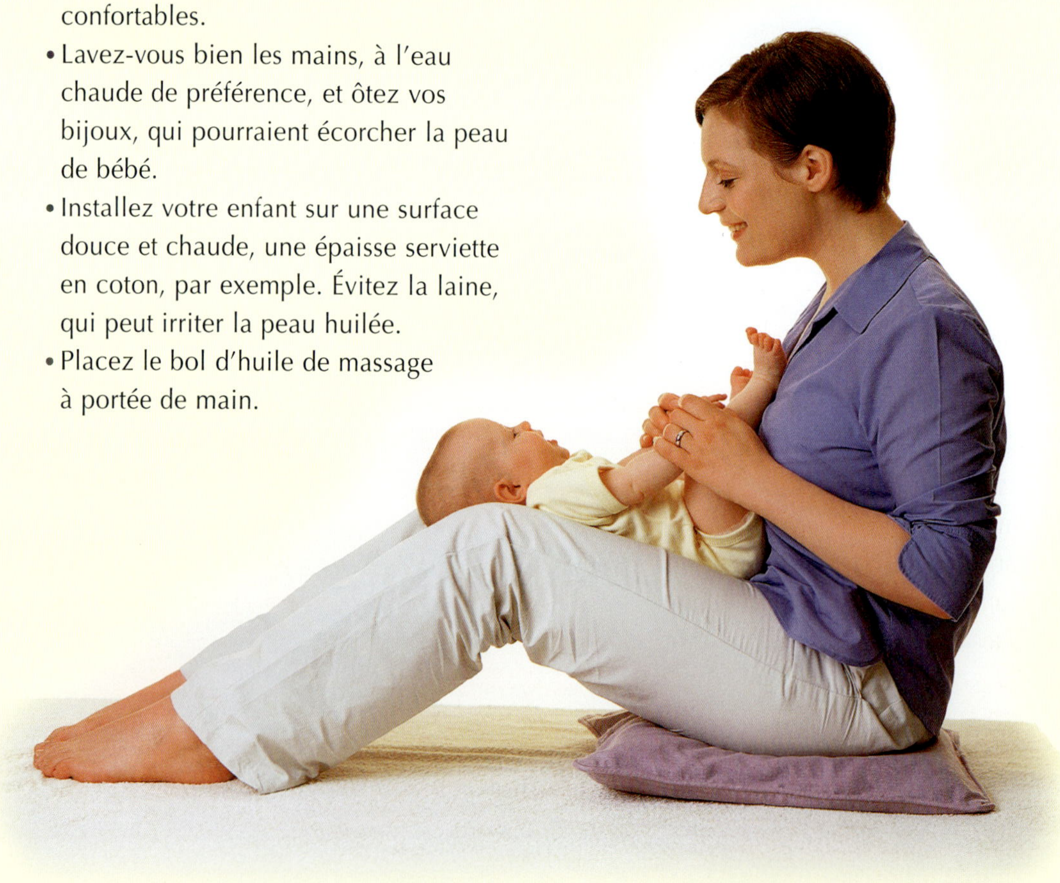

Si le fait de vous asseoir par terre vous semble inconfortable, rien ne vous empêche de masser votre bébé sur un lit.

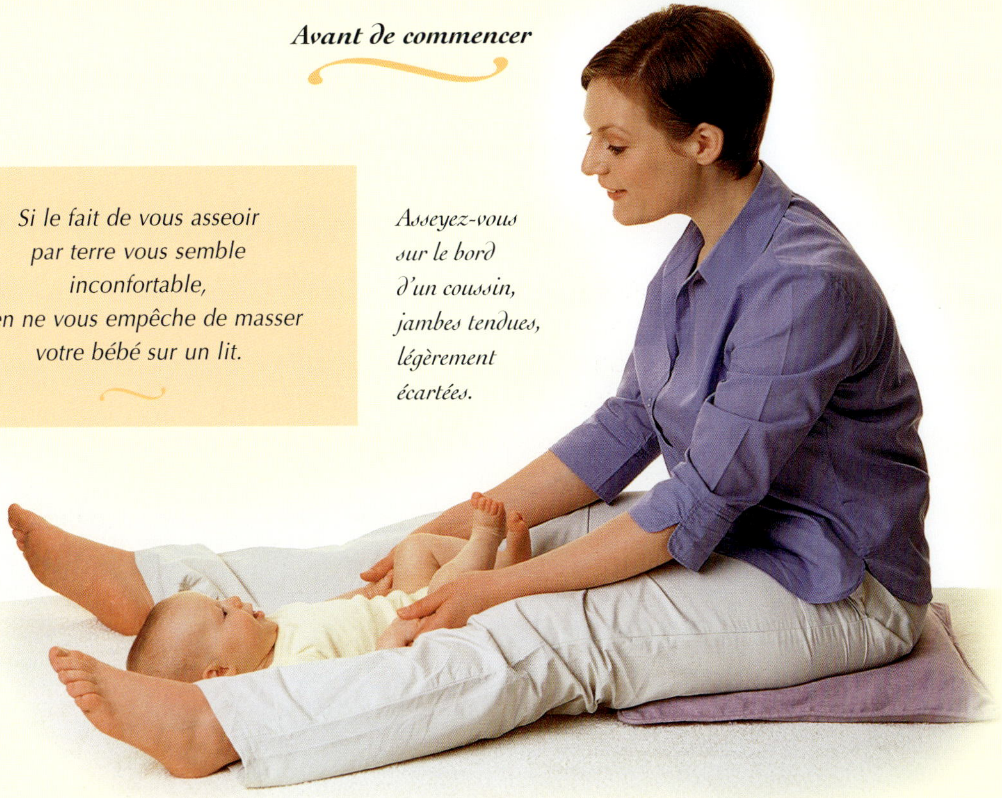

Asseyez-vous sur le bord d'un coussin, jambes tendues, légèrement écartées.

- Parlez et chantez en essayant d'établir un contact visuel.
- Arrêtez immédiatement si votre bébé pleure. Le massage doit être une activité partagée, non imposée.
- Si votre enfant ne semble pas enthousiaste, commencez par le masser tout habillé.

Il est nécessaire que vous adoptiez une position confortable pour masser bébé. Les positions illustrées ici peuvent être maintenues un certain temps sans fatigue, mais quelle que soit la manière dont vous vous asseyez, assurez-vous que vous pouvez vous pencher vers l'avant sans avoir mal au dos. Au moindre signe d'inconfort, faites une pause et changez de position.

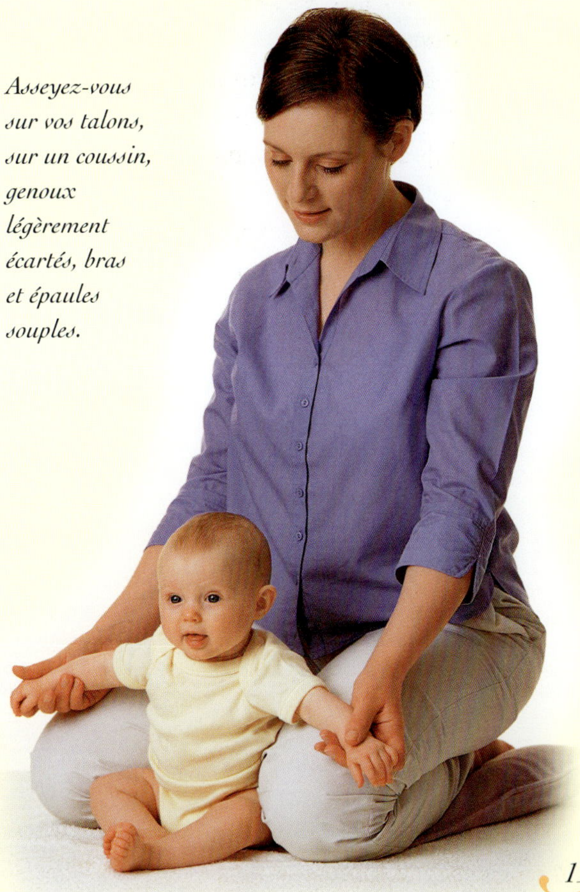

Asseyez-vous sur vos talons, sur un coussin, genoux légèrement écartés, bras et épaules souples.

Initier votre bébé au massage

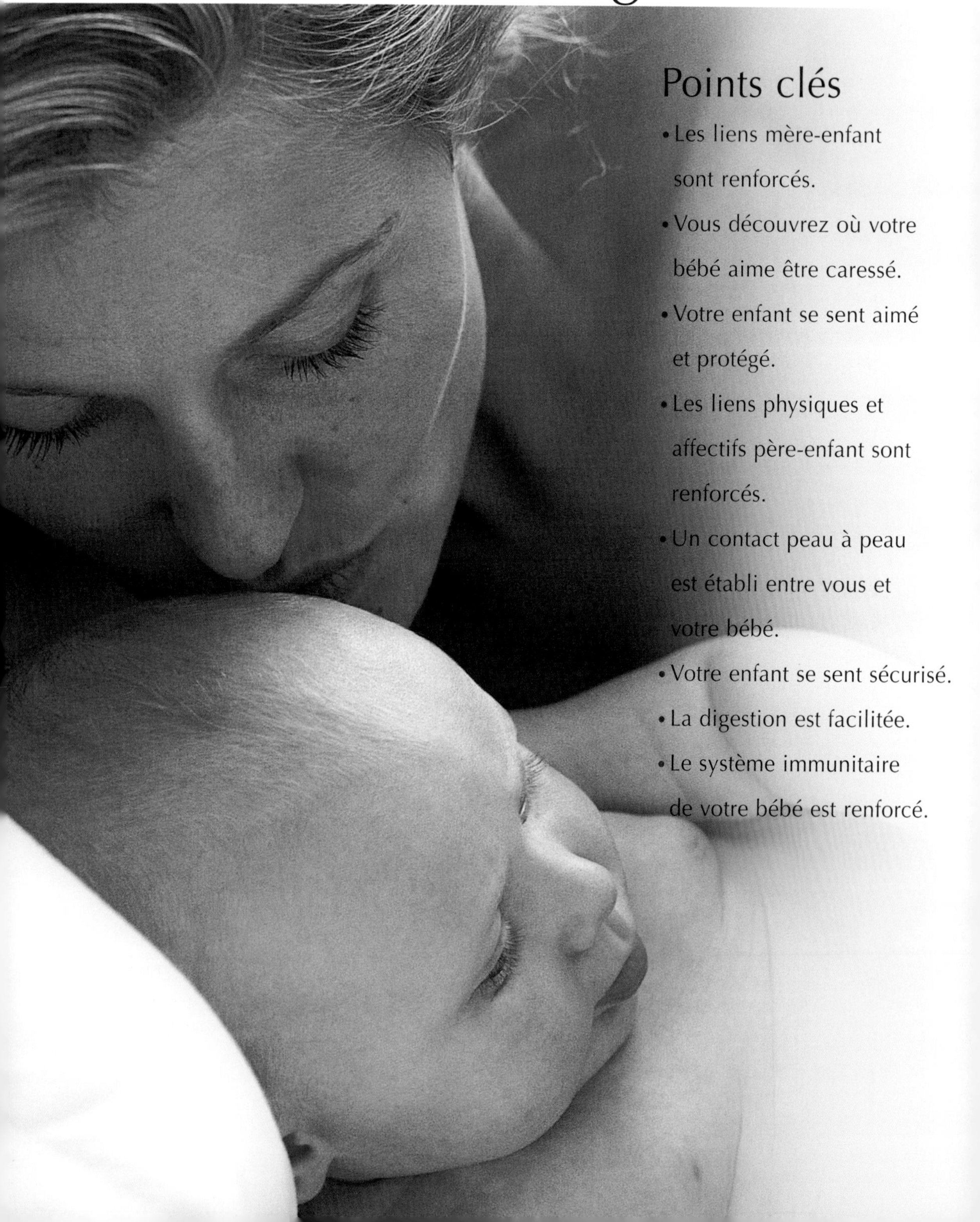

Points clés

- Les liens mère-enfant sont renforcés.
- Vous découvrez où votre bébé aime être caressé.
- Votre enfant se sent aimé et protégé.
- Les liens physiques et affectifs père-enfant sont renforcés.
- Un contact peau à peau est établi entre vous et votre bébé.
- Votre enfant se sent sécurisé.
- La digestion est facilitée.
- Le système immunitaire de votre bébé est renforcé.

Lorsque l'enfant naît, toutes les mères veulent tenir leur bébé avant qu'il soit pesé, mesuré, baigné et habillé. Le toucher est le premier moyen de communiquer avec le nouveau-né ; c'est pourquoi il est si important d'établir ce premier contact peau à peau pour lui dire qu'il est le bienvenu. Les instants qui suivent la naissance sont à cet égard essentiels sur les plans physique et affectif. Cependant, quand, pour une raison ou pour une autre, ce moment ne peut être partagé par la mère et son enfant, ce contact pourra être établi un peu plus tard.

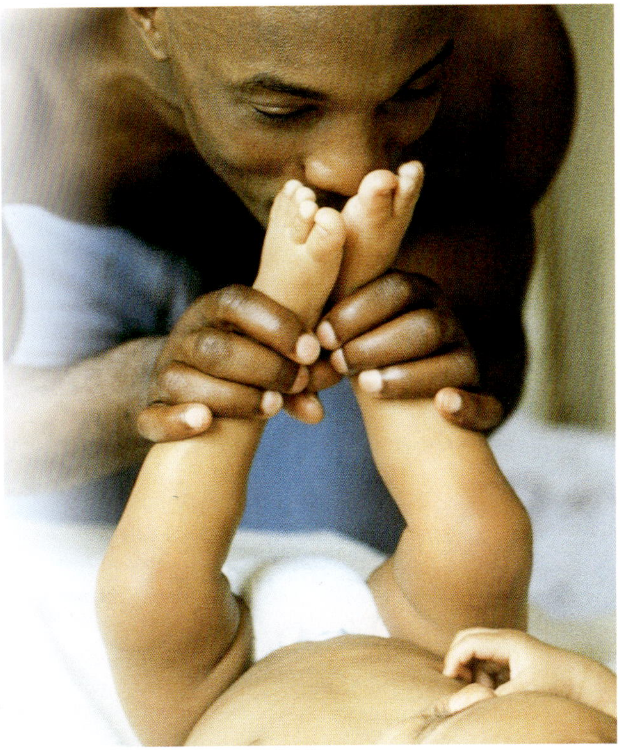

Bien que le besoin d'être enlacé, caressé et touché subsiste tout au long de la vie, il est plus intense pendant la petite enfance, avant l'acquisition du langage. Dans d'autres cultures et d'autres pays, comme l'Afrique, l'Inde et le Sud-Est asiatique, les bébés sont massés quotidiennement dès leur naissance ; le premier massage est parfois pratiqué par la sage-femme, mais il est plus bénéfique lorsque c'est la mère qui s'en charge elle-même.

La plupart des nouveau-nés se sentent mal à l'aise lorsqu'ils sont nus. Contentez-vous les premiers jours de prodiguer à votre bébé des caresses légères plutôt qu'un vrai massage. Portez-le, bercez-le, effleurez-le du bout des doigts et faites confiance à votre intuition pour déchiffrer ses réactions. À ce stade, vous lui apportez surtout confiance et tendresse.

Sommeil et réveil

Les nouveau-nés passent la plus grande partie de leur temps à dormir – parfois jusqu'à 18 heures par jour ! Il existe cinq différents stades de sommeil et de veille, qui se succèdent généralement par cycles de deux heures environ. Les nourrissons ne font pas la différence entre le jour et la nuit ; leur cycle va du sommeil profond au sommeil léger, puis à l'agitation. Après la tétée, bébé est parfaitement éveillé ; ensuite il devient à nouveau somnolent et retombe dans un profond sommeil.

À six ou huit semaines, votre bébé dormira environ 15 heures par jour, la majeure partie de ces heures se situant la nuit. Il faudra encore du temps toutefois pour qu'il « fasse ses nuits », certains enfants n'y parvenant pas avant l'âge d'un an.

Lorsque votre bébé est réveillé, qu'il a tété et qu'il est à la fois calme et réceptif, vous pouvez commencer l'initiation aux massages. Il s'agira surtout au début de développer votre sens du toucher et de vous laisser guider par votre intuition et les réactions de votre enfant. Souvenez-vous qu'il n'est pas encore habitué à son nouveau monde. Essayer de le masser à tout prix lorsqu'il ne semble pas l'apprécier ne sera bon ni pour lui ni pour vous.

Les périodes d'éveil de votre bébé vont devenir de plus en plus longues et les occasions de le masser seront plus nombreuses. Mais le fait d'habituer votre nouveau-né à être touché et caressé rendra plus facile par la suite l'instauration de séances de massage régulières. Les caresses décrites sur la page de droite vous aideront à vous mettre en symbiose avec votre bébé.

Regardez bébé dans les yeux lorsque vous le caressez, toujours avec des mouvements lents et souples.

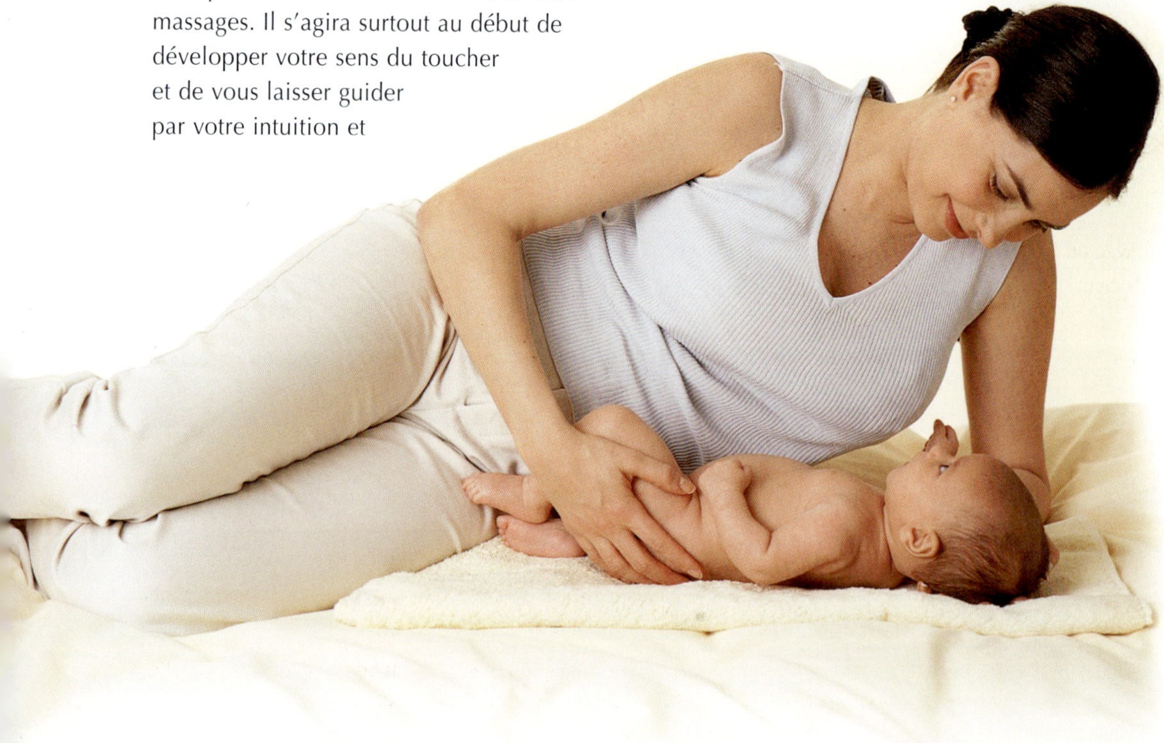

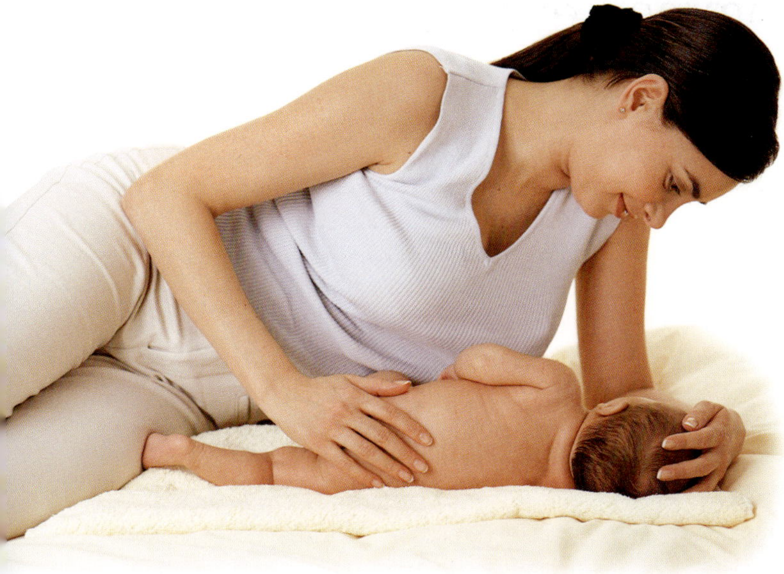

1

Allongez-vous sur le côté gauche, et couchez votre bébé sur le côté droit, face à vous. Caressez-le avec la main droite de la nuque à la base de la colonne vertébrale, comme vous caresseriez un chaton ou un petit chien.

• *Continuez pendant environ une minute.*

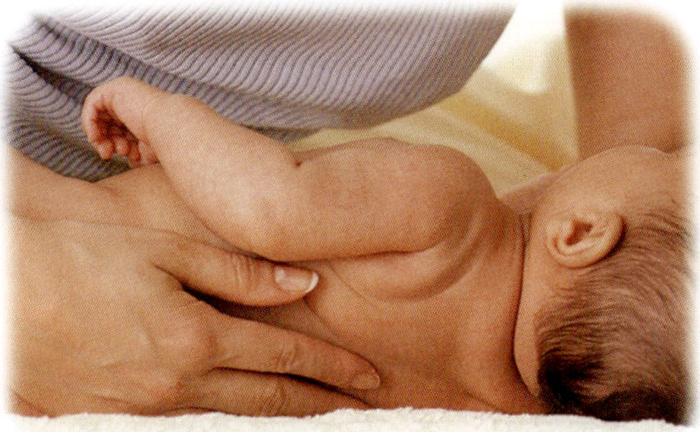

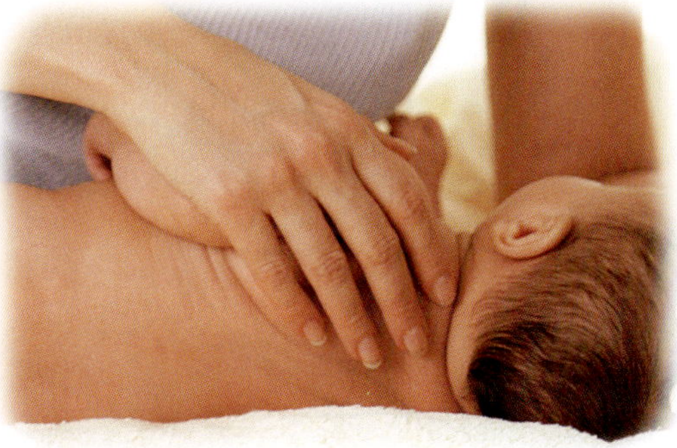

2

Avec un mouvement circulaire, massez doucement le haut de son dos, puis descendez progressivement jusqu'à la base de la colonne vertébrale.

• *Continuez pendant environ une minute.*

3

Déplacez votre main vers le haut de son bras. Massez-le en douceur et en souplesse de l'épaule à la main.

• *Continuez pendant environ une minute. Massez ensuite l'autre bras.*

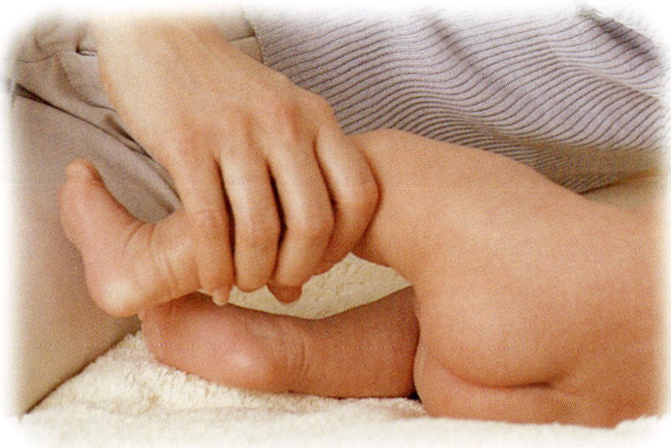

4

Posez la main en haut de la jambe de bébé et faites glisser votre paume de sa cuisse vers son pied. Vous pouvez lui secouer doucement la jambe pour l'aider à se détendre.

• *Continuez pendant environ une minute, avant de passer à l'autre jambe.*

Lorsqu'il pleure

Tous les bébés pleurent : c'est leur moyen de communiquer avec leurs parents et de leur faire comprendre ce qu'ils ressentent. Au cours des six premières semaines de sa vie, le temps qu'un bébé passe à pleurer peut augmenter, en même temps que son désir de communiquer avec vous s'affirme. Vous apprendrez à interpréter ses pleurs et à distinguer ceux qui signalent la faim, un inconfort quelconque ou un besoin de compagnie.

Parfois, votre bébé semble pleurer sans raison – vous l'avez nourri, changé et cajolé sans qu'il se calme. Ces crises de larmes inexplicables sont habituellement dues au fait que votre enfant a besoin d'un contact physique avec vous et désire être pris dans les bras. Dans ce cas, le pouvoir du toucher peut se révéler très efficace. Apprendre comment et où votre bébé aime être caressé vous aidera à le calmer.

Ce massage « de réconfort » commence par une série de caresses qui le rassureront et lui feront comprendre que vous l'aimez. Vos mouvements doivent être calmes et légers. Si votre bébé réagit mal, mettez-le dans la position du « tigre dans l'arbre » (voir page 84).

Vous apprendrez vite à interpréter les larmes de votre bébé. Lorsqu'il a faim, il gémit puis pleure sur un rythme régulier ; lorsqu'il est en colère, ses pleurs sont violents et intenses ; une douleur provoque des pleurs soudains.

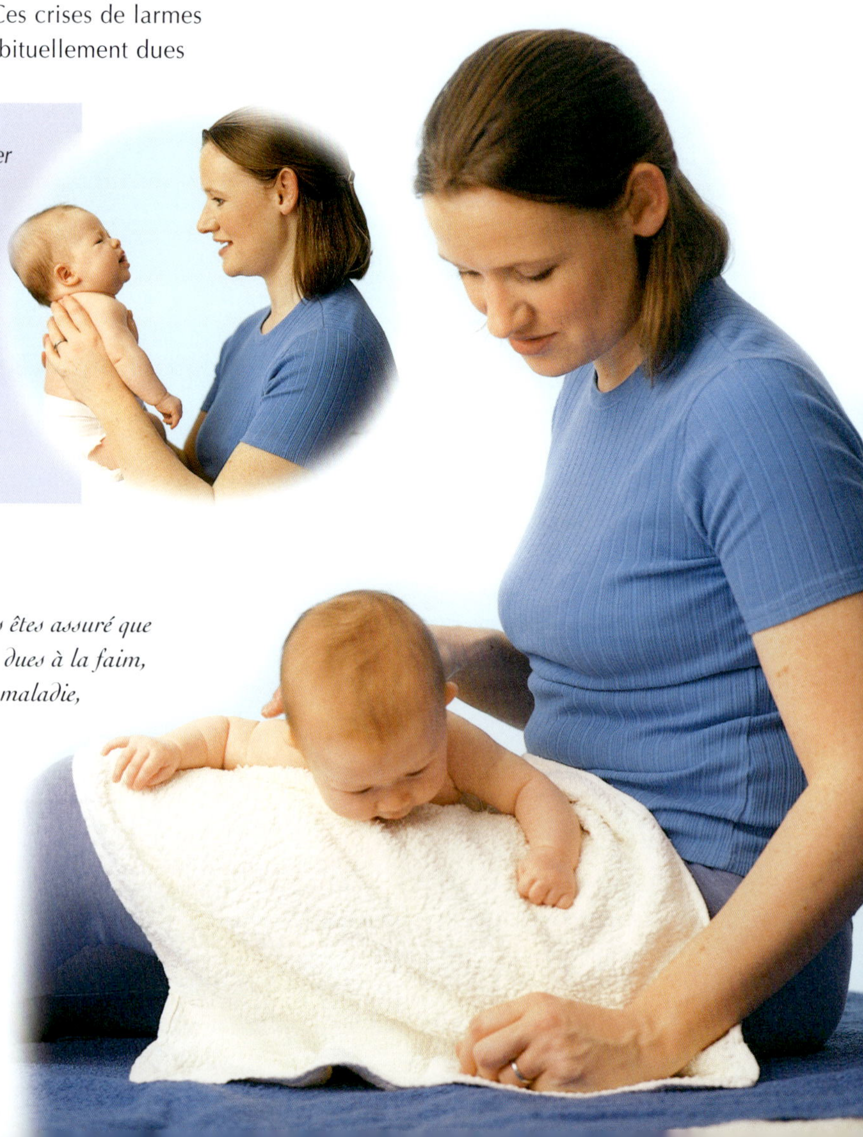

Une fois que vous vous êtes assuré que les larmes ne sont pas dues à la faim, à l'inconfort ou à une maladie, asseyez-vous confortablement et essayez d'allonger votre bébé sur le ventre en travers de vos genoux. Caressez doucement son dos et ses jambes pour le calmer.

Quand il mange

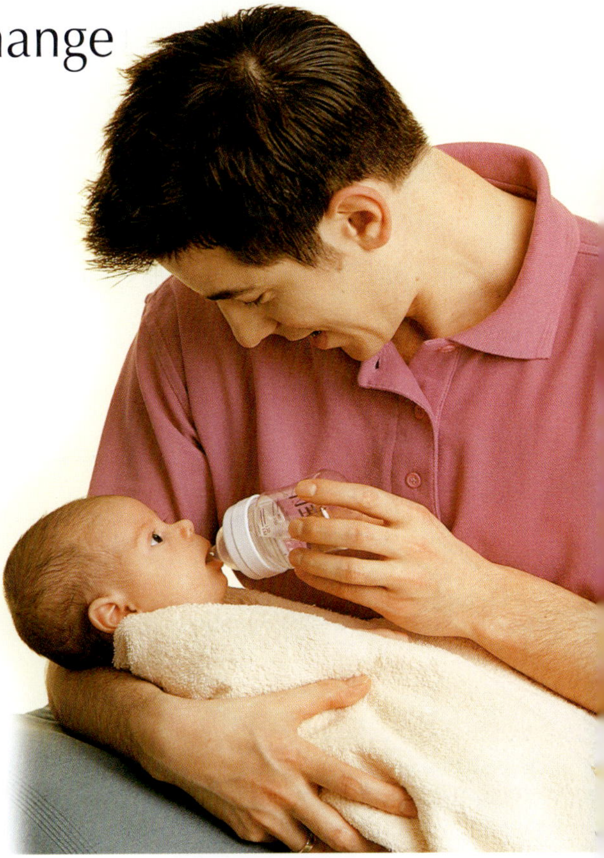

Votre bébé peut réclamer jusqu'à dix tétées par jour. En principe, il vaut mieux le masser entre les repas, quand il n'est ni rassasié ni affamé. Vous pouvez pourtant le familiariser aux massages au cours des repas, que vous le nourrissiez au sein ou au biberon. Il est bien sûr préférable de ne pas trop le déranger, mais certaines mères caressent instinctivement la tête et le dos de leur enfant au cours de la tétée. Le contact visuel est très important lorsque vous nourrissez votre enfant. Ce n'est pas un hasard si la vision du nouveau-né ne porte pas à plus de 30 cm environ – soit la distance entre le sein et le visage de la mère. Cette intimité partagée sera la même avec un bébé nourri au biberon si vous repliez votre bras à la hauteur de votre poitrine.

Des massages réguliers stimulent l'appétit et facilitent la digestion. Les nourrissons qui en font l'objet prennent plus rapidement du poids que les autres.

Conseil

Si vous nourrissez votre enfant au sein, vous pouvez lui caresser la joue avec votre poitrine et, quand il ouvrira la bouche, lui donner le sein.

Si votre bébé éprouve des difficultés à téter, essayez de modifier sa position. Il appréciera peut-être d'être redressé contre votre poitrine, le menton au niveau de votre sein.

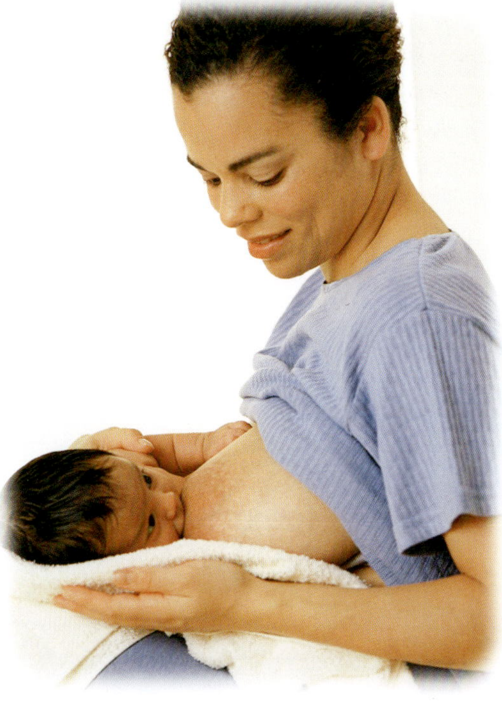

Si vous vous inquiétez parce que votre enfant ne prend pas de poids ou si vous avez des problèmes pour le nourrir, n'hésitez pas à prendre un avis médical. L'heure des repas doit être agréable pour vous deux.

Du côté du père

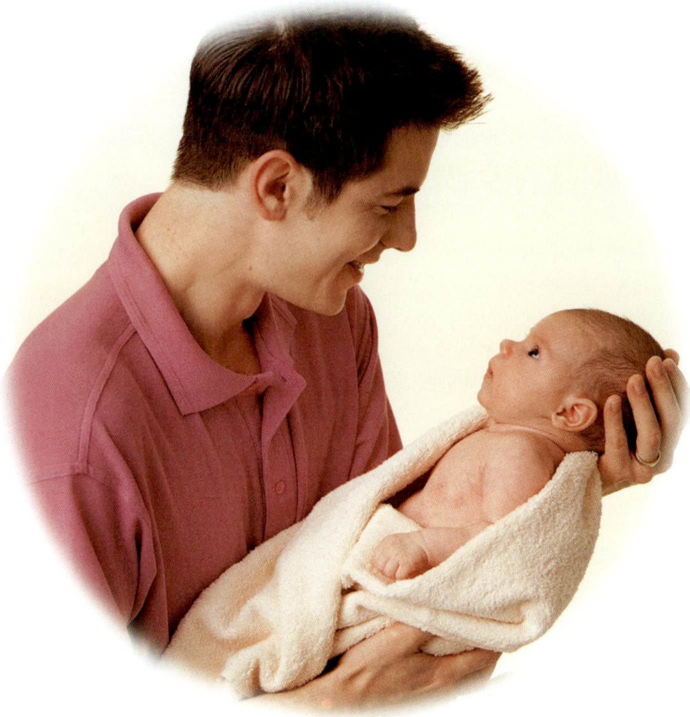

Soutenez votre bébé à la base de la colonne vertébrale et sous la tête. C'est une position sûre et confortable pour établir le contact visuel.

Les pères n'ont pas connu l'expérience des neuf mois d'intimité partagés par chaque mère et son enfant tout au long de la gestation. Certaines femmes affirment connaître le moment exact de la conception, d'autres disent qu'elles sentent l'embryon « flotter » durant les premières semaines. Par la suite, les mouvements du fœtus se font de plus en plus nets, lorsqu'il se retourne, appuyant contre les parois de l'utérus.

Le premier contact entre un père et son enfant se fait habituellement au moment de la naissance, lorsqu'on lui remet le bébé. Toucher et porter une aussi petite personne peut être une expérience intimidante, mais il est important pour le père comme pour le nourrisson de multiplier les occasions de se toucher l'un l'autre.

Chaque parent doit passer le plus de temps possible avec son bébé ; les massages peuvent aider les pères à développer une relation de confiance, tout en leur permettant d'apprendre à changer ou à baigner leur enfant, et d'ainsi participer aux soins quotidiens du nourrisson. Les relations physiques et affectives qui les unissent s'en trouveront renforcées. Sachant s'occuper de son bébé, le père n'appréhendera plus de le porter et de lui prodiguer, conjointement avec la mère, les attentions dont il a besoin.

N'hésitez pas à toucher votre enfant à chaque occasion, lorsque vous vous asseyez avec lui, par exemple, en caressant son dos, son cou et ses épaules.

Installez-vous confortablement et assurez-vous que vos épaules restent détendues pendant le massage.

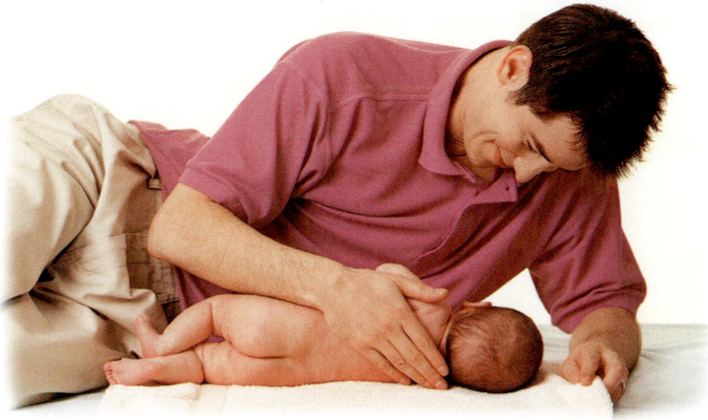

1

Allongez-vous sur le côté et couchez votre bébé face à vous. Posez votre main droite ouverte sur le haut de son dos et caressez-le doucement avec des mouvements circulaires.

2

Déplacez doucement votre main pour masser ainsi tout le dos de votre bébé, jusqu'à la base de la colonne vertébrale.

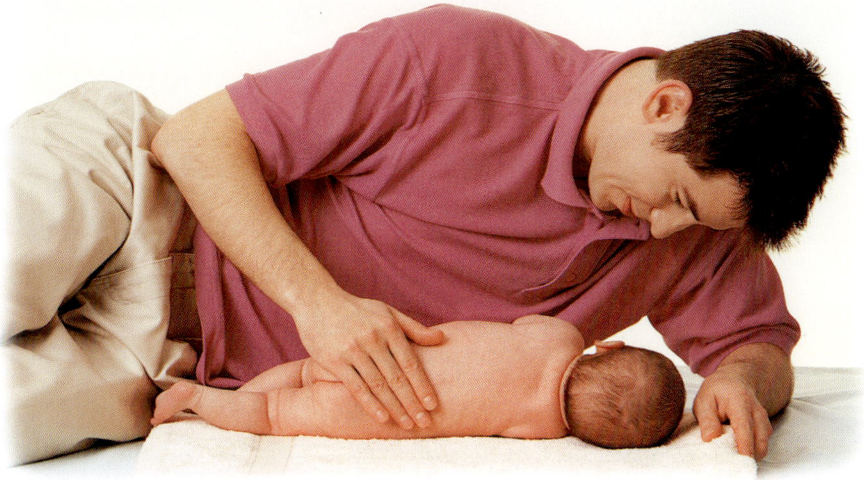

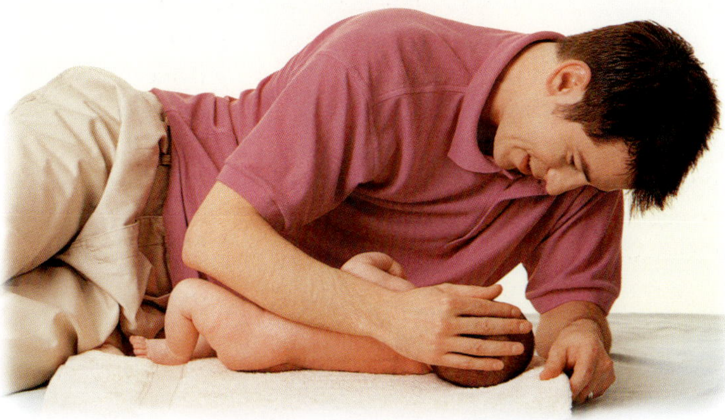

3

Avec la paume de votre main, caressez tout doucement le crâne de votre bébé en un mouvement lent et circulaire.

- *Continuez aussi longtemps que votre enfant semble calme et détendu.*

À plat ventre

Le fait de mettre régulièrement votre bébé sur le ventre au cours de ses périodes d'éveil permet d'améliorer de façon significative sa santé et sa tonicité. Lorsqu'il est allongé sur le ventre, il relève la tête pour regarder autour de lui, renforçant ainsi les muscles de son cou. Lorsqu'il aura parfaitement maîtrisé ce mouvement, il cherchera à soulever à la fois la tête et les épaules, développant la force de ses bras et ses épaules, ainsi que la souplesse de sa colonne vertébrale.

Le fait d'encourager votre enfant à passer plus de temps à plat ventre l'aidera plus tard à ramper plus facilement. Les bébés qui n'ont jamais été mis à plat ventre rampent généralement plus tard.

Il continuera ainsi à soulever toujours plus vigoureusement la tête et les épaules. Cet étirement ouvre la poitrine, améliorant le rythme respiratoire et augmentant la capacité pulmonaire. Une respiration profonde améliore le fonctionnement du cœur et des poumons. Un bon apport en oxygène renforce aussi les principaux organes, ainsi que le système immunitaire. La cavité abdominale s'ouvre également, facilitant la digestion.

Lorsque votre enfant sera capable de soulever la tête, la poitrine, les bras et les épaules, il étirera tout naturellement les jambes, tonifiant ainsi tout son corps. C'est pourquoi il est si important de l'encourager à passer chaque jour un peu de temps à plat ventre. Si, au début, il n'a pas l'air d'apprécier la position, essayez la technique décrite page suivante.

Parmi les causes possibles de la mort subite du nourrisson, la position à plat ventre pendant le sommeil est souvent accusée. C'est lorsqu'il est réveillé que cette position peut contribuer à favoriser le développement de votre enfant.

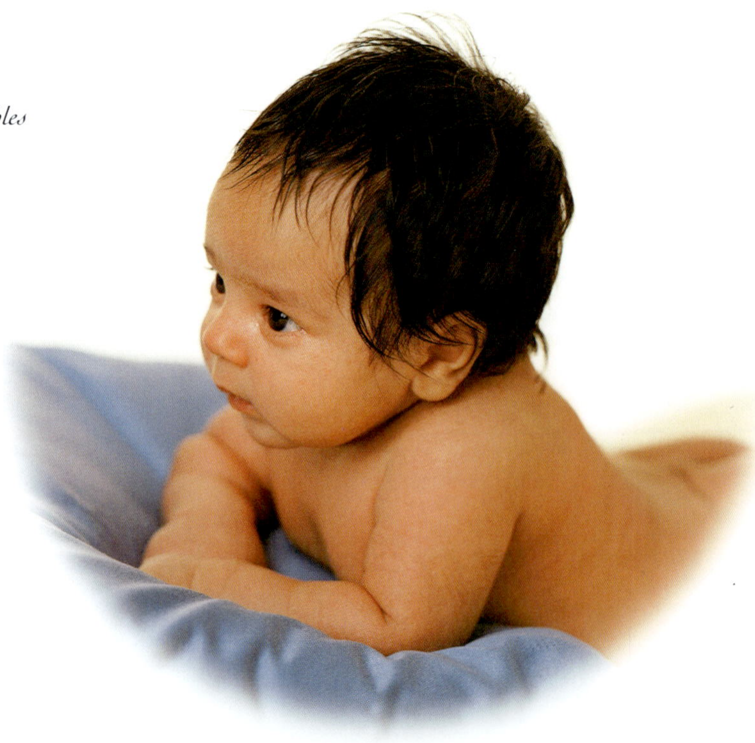

À plat ventre

1

Asseyez-vous confortablement contre un mur, genoux fléchis. Posez votre bébé sur vos cuisses, genoux légèrement écartés et pieds joints. Ses plantes de pieds doivent se toucher, afin qu'il ne puisse pas pousser contre votre ventre et se projeter vers l'avant.

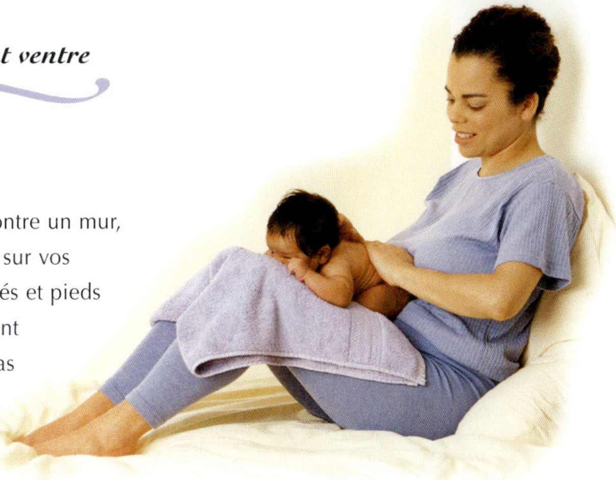

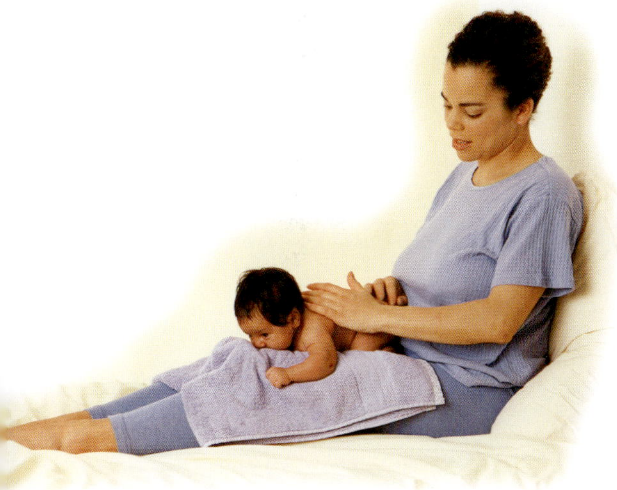

2

Caressez le dos de votre bébé, une main après l'autre, jusqu'à ce qu'il semble apprécier cette position, puis allongez progressivement les jambes.

3

Continuez à allonger les jambes, jusqu'à ce que votre enfant soit étendu à plat sur vos cuisses.

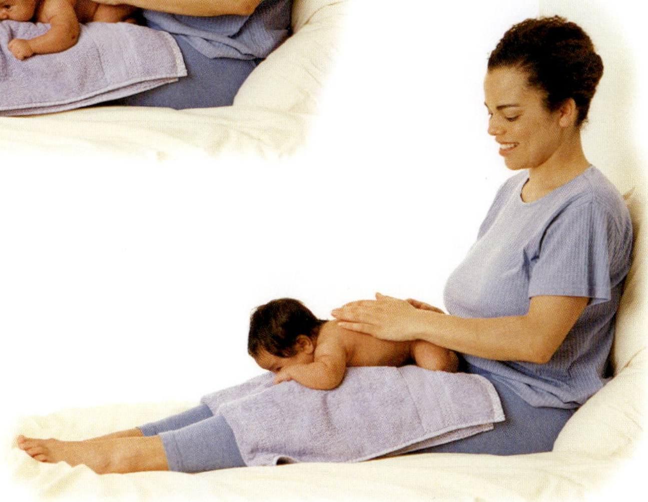

4

Quand il semblera à l'aise dans cette position, vous pourrez le coucher à plat ventre sur le sol, en soutenant sa tête et ses épaules avec un coussin. Il vous sera bientôt possible d'ôter ce dernier, et votre bébé profitera pleinement de ces séances à plat ventre.

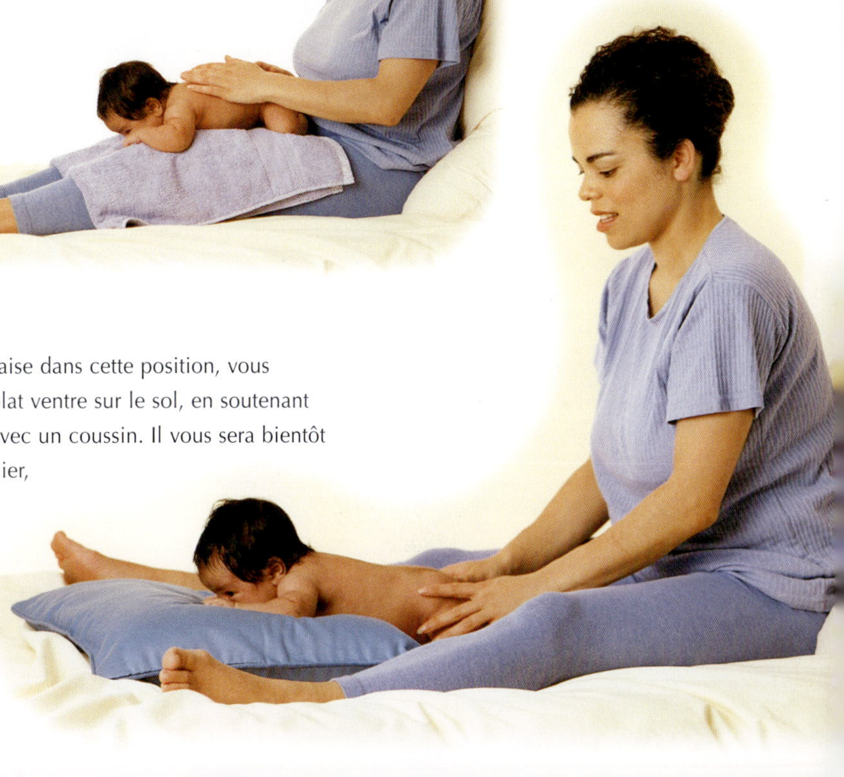

Massage au quotidien

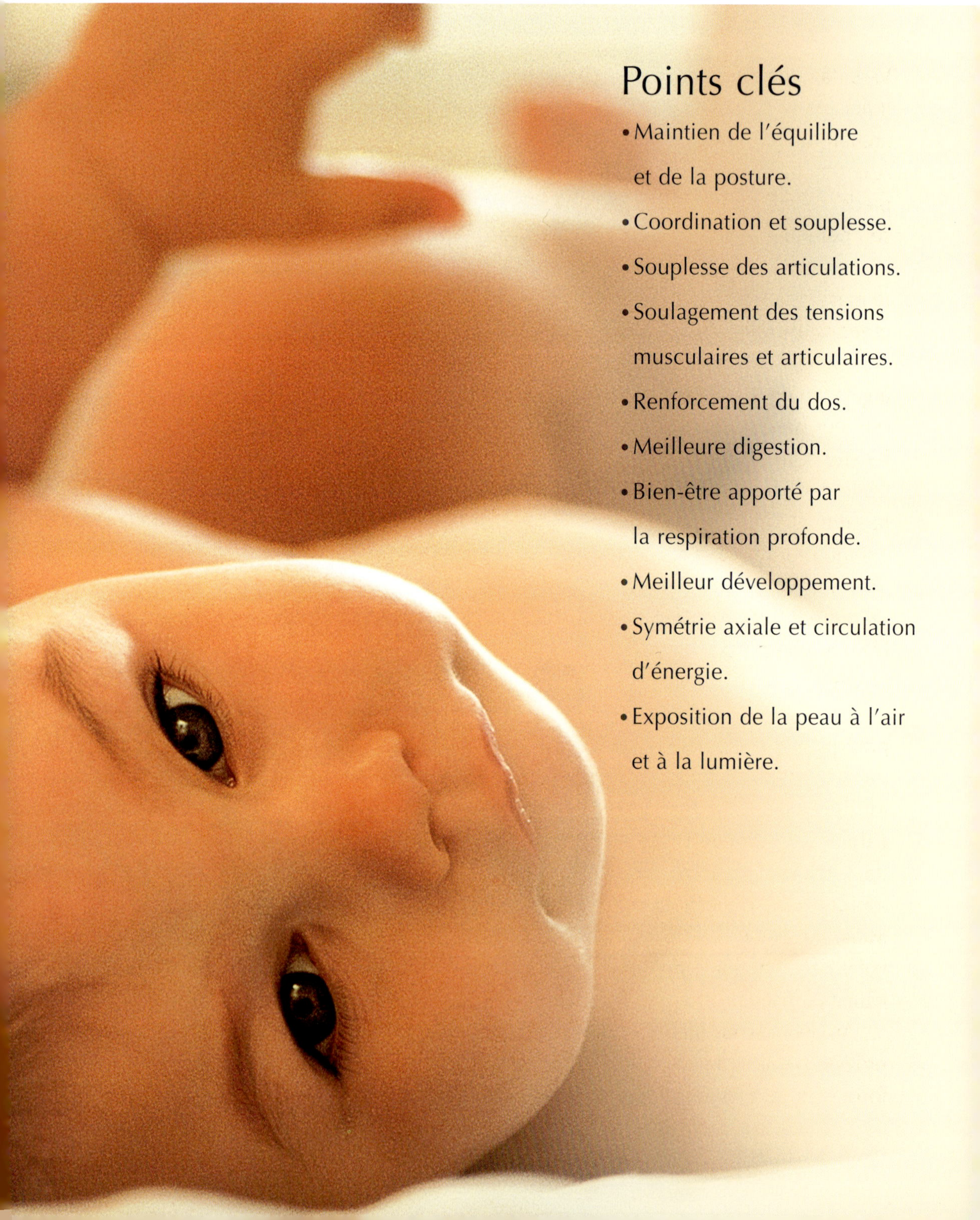

Points clés

- Maintien de l'équilibre et de la posture.
- Coordination et souplesse.
- Souplesse des articulations.
- Soulagement des tensions musculaires et articulaires.
- Renforcement du dos.
- Meilleure digestion.
- Bien-être apporté par la respiration profonde.
- Meilleur développement.
- Symétrie axiale et circulation d'énergie.
- Exposition de la peau à l'air et à la lumière.

Vers l'âge de deux mois, votre bébé semblera un peu moins vulnérable. Il acceptera plus volontiers de rester nu et aura perdu en partie le réflexe archaïque qui le faisait fléchir bras et jambes en position semi-fœtale. À ce stade, vous pouvez commencer à le masser tous les jours de la tête aux pieds, ce qui lui permettra, au cours des prochains mois, de développer tout son potentiel à chaque phase de sa croissance.

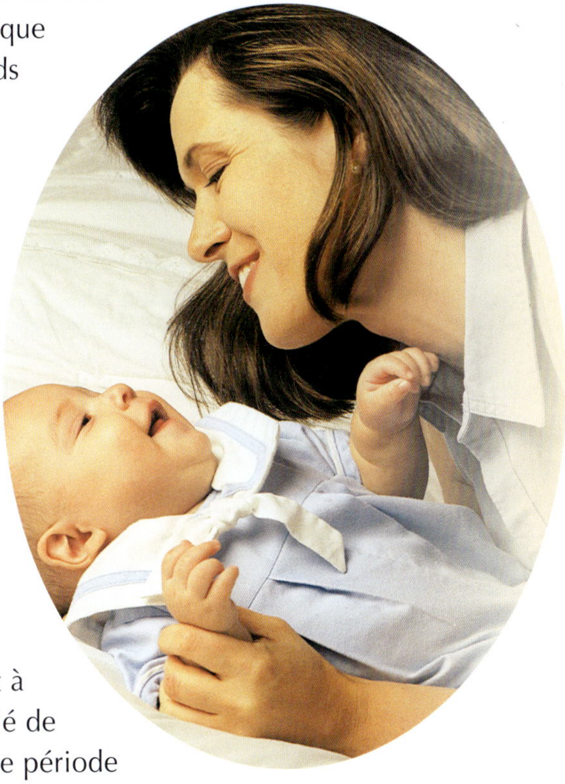

La plupart des bébés préfèrent que le massage commence par les pieds et les jambes, remontant ensuite vers le haut du corps. C'est une approche douce et progressive qui leur permet de s'habituer à cette nouvelle pratique. Cette dernière améliorera la santé et la tonicité de votre enfant, renforcera la souplesse de ses articulations, détendra ses muscles et favorisera par la suite une posture correcte et une bonne mobilité.

Ce massage général doit être pratiqué régulièrement – tous les jours si possible –, vous apportant à tous les deux un moment privilégié de calme et d'intimité. Choisissez une période de la journée où votre bébé est en pleine forme – ni lorsqu'il vient de manger, ni lorsqu'il a faim, ni lorsqu'il est fatigué. Mais, par-dessus tout, n'oubliez pas que c'est une chose que vous faites avec votre bébé, non à votre bébé ; soyez à son écoute et donnez généreusement câlins et bisous.

Au début, vous n'effectuerez pas l'intégralité de la séance. Introduisez progressivement de nouveaux gestes. Les techniques décrites sont conçues pour former un tout, de façon à ce que la totalité du corps de votre bébé soit massée.

Des pieds...

Le massage des pieds est l'une des plus anciennes formes de massage, et il peut procurer bien-être et confort au corps tout entier. Votre bébé devrait l'apprécier ; cela favorisera son équilibre et une bonne posture, car cette technique détend les pieds et renforce les chevilles.

La plante des pieds d'un bébé est très sensible et le fait de la caresser provoque un réflexe – le pied se courbe. Concentrez-vous sur les zones les moins chatouilleuses du pied. Masser l'extrémité des pieds et la face externe des chevilles incitera votre bébé à détendre ses pieds, ce qui est l'effet recherché.

Quand votre enfant commencera à marcher, offrez-lui le plaisir de trottiner pieds nus dans la maison pendant quelques semaines avant de lui mettre des chaussures, afin que ses pieds puissent se développer et prendre leur forme naturelle. Pour que sa posture soit stable et sûre, ses chevilles doivent être bien d'aplomb. C'est la raison pour laquelle il est déconseillé de l'encourager à marcher sur la pointe des pieds, ce qui l'empêcherait de trouver son équilibre. La technique de massage et de mobilisation décrite sur la page de droite aidera votre enfant à détendre ses pieds et à renforcer ses chevilles pour se préparer à la marche – c'est particulièrement important si ses pieds ont tendance à tourner vers l'intérieur.

Cette technique est relativement simple et vous pouvez la mettre en œuvre partout où vous pouvez vous asseoir ensemble, même si votre enfant porte des chaussettes. Masser les pieds d'un bébé peut aussi le détendre quand il est grognon.

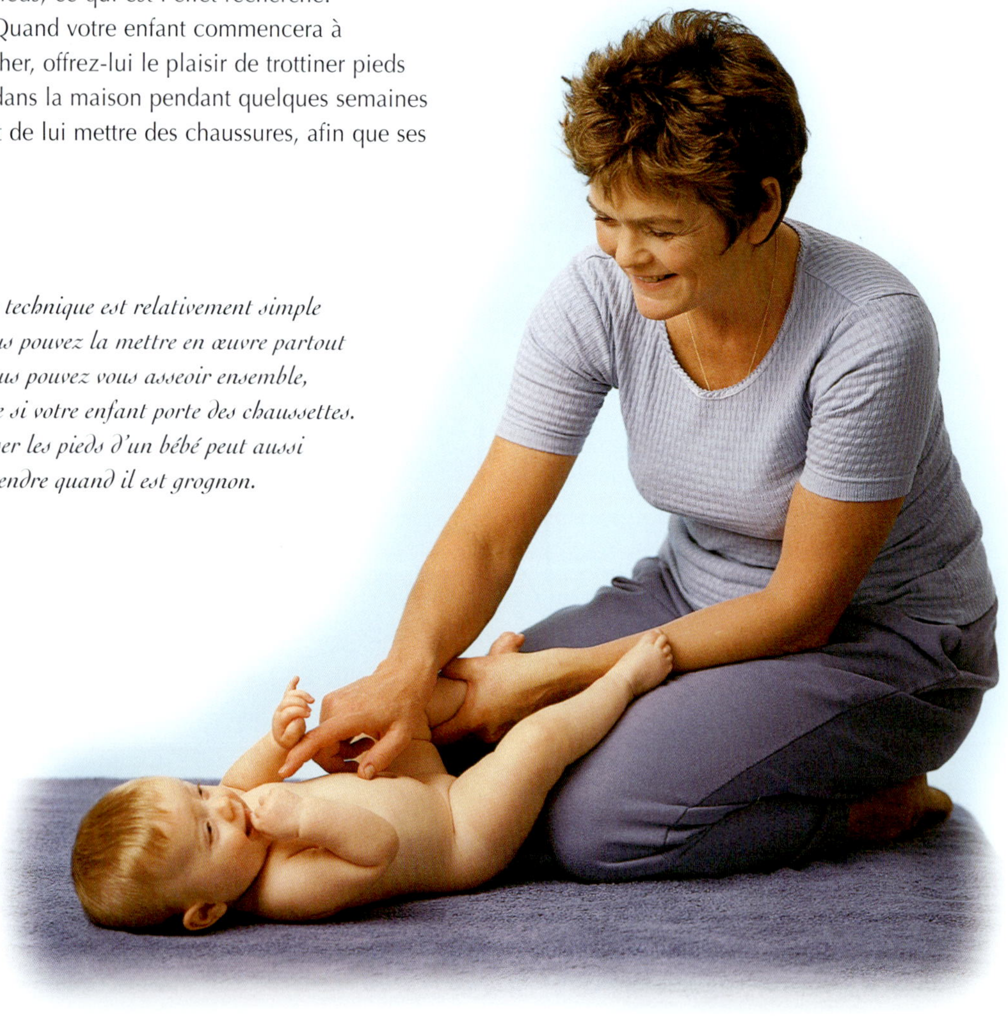

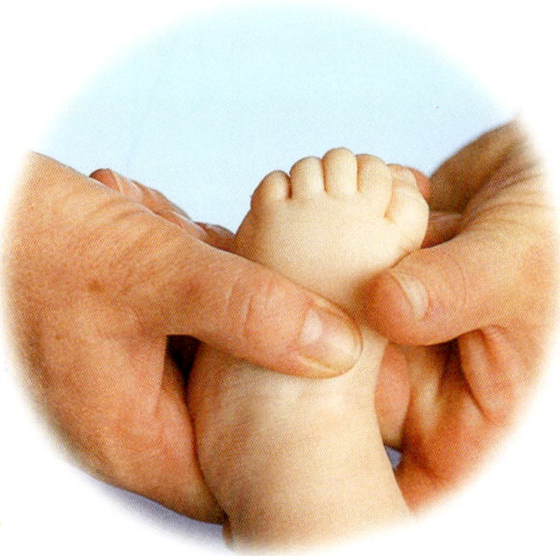

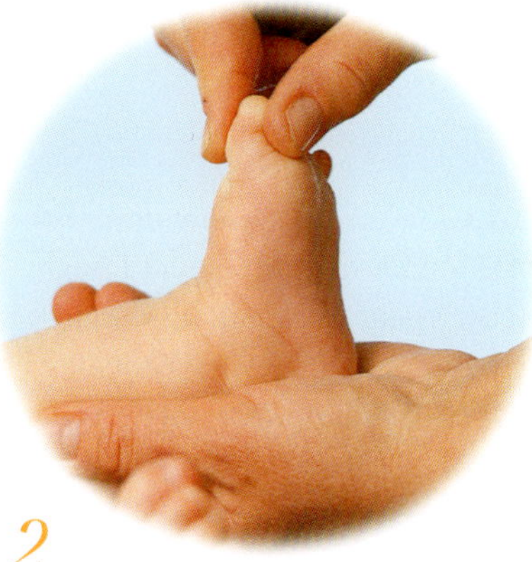

1.

Enduisez vos mains d'huile et commencez par frictionner le dessus du pied avec les pouces.

- *Continuez pendant 2 ou 3 minutes.*

2.

Faites rouler chacun de ses orteils entre votre pouce et votre index, en les écartant légèrement pour qu'ils soient en éventail.

- *Continuez pendant environ 20 secondes.*

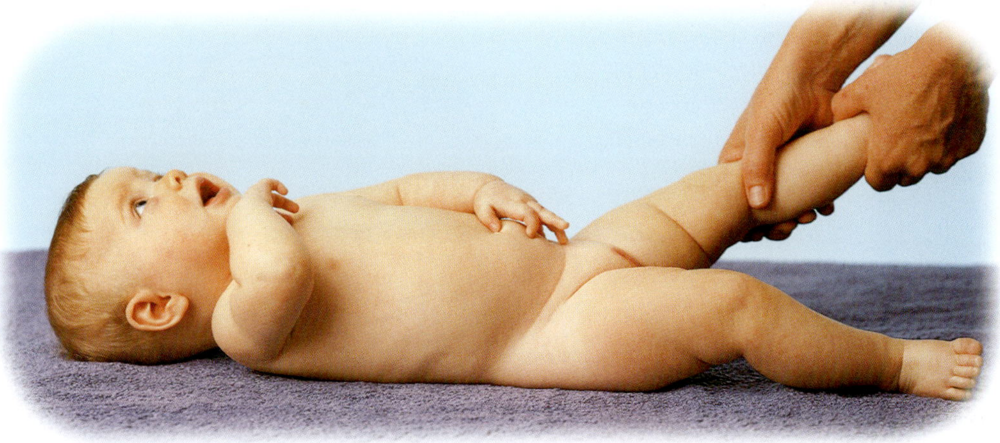

3.

Massez maintenant le pied entier entre vos paumes de mains, en tirant vers vous. À ce stade, vous aurez probablement à enduire à nouveau vos mains d'huile.

- *Continuez pendant environ 20 secondes.*

4.

Fléchissez la cheville de votre bébé et faites pivoter son pied vers l'extérieur en le tenant par le talon avec une main tout en massant son mollet de l'autre main.

- *Continuez pendant environ 20 secondes, avant de passer à l'autre pied.*

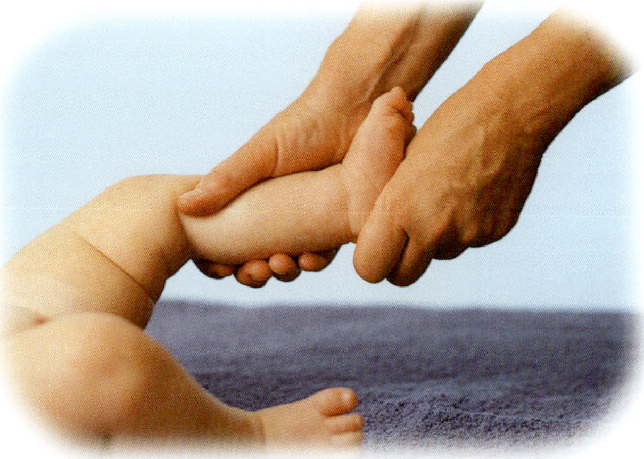

... aux jambes...

À partir de deux mois environ, votre bébé va commencer à exercer vigoureusement ses jambes, gigotant chaque jour pendant des heures en une démonstration toute personnelle d'aérobic. Cela développe la force et la coordination des muscles des mollets, des cuisses et des fesses, et assure la souplesse des hanches et des genoux. Cette coordination et cette souplesse lui seront nécessaires lorsqu'il abordera la position debout, mais aussi pour effectuer de nombreux autres mouvements.

La position assise demande également de l'équilibre et elle sera plus facile à tenir pour votre bébé si ses articulations sont souples. Il développera une plus grande confiance en lui s'il sent que ses jambes sont à la fois fermes et flexibles.

Le fait de masser les jambes de votre bébé contribue aussi à développer sa coordination, à fortifier sa région lombaire et à assouplir ses chevilles et ses genoux. Cela permet en outre de réduire les éventuelles raideurs ou tensions musculaires et articulaires.

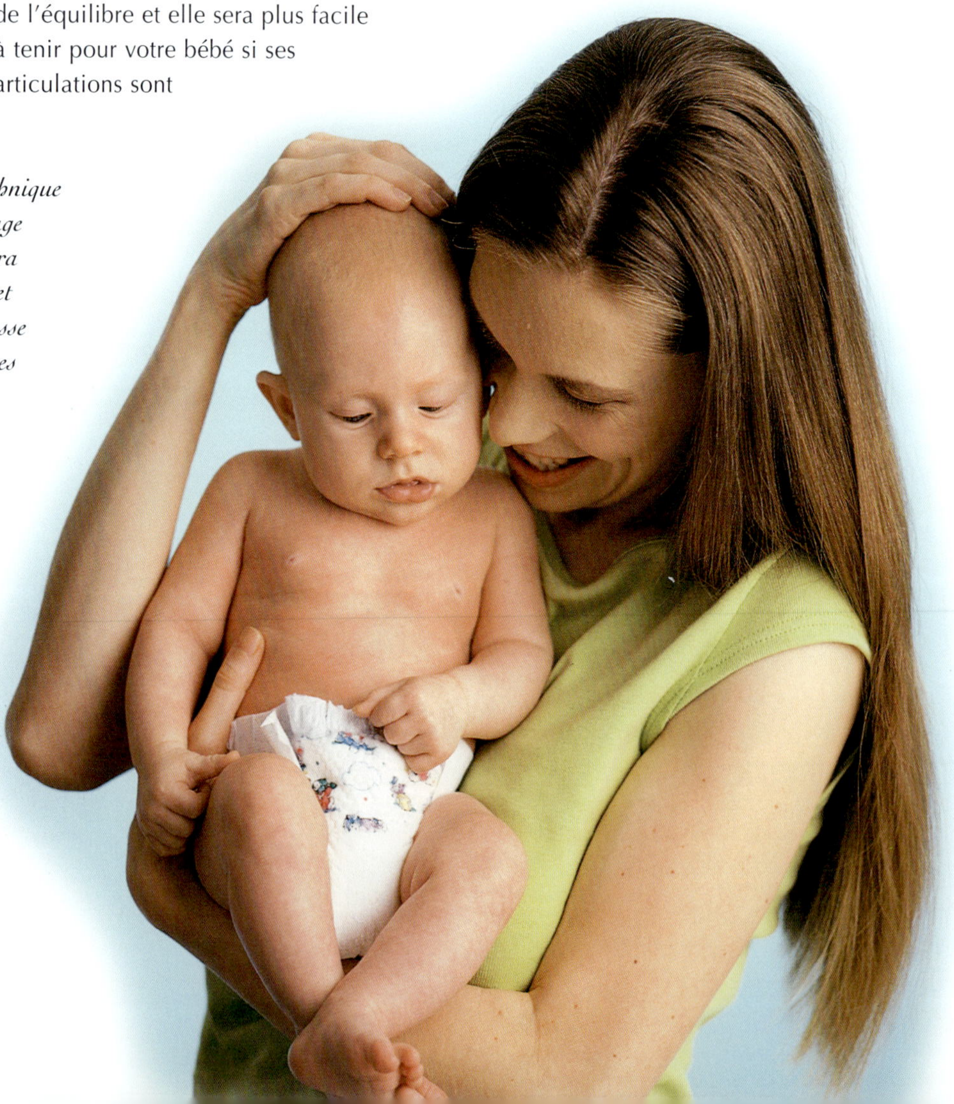

Cette technique de massage améliorera le tonus et la souplesse des jambes de votre bébé.

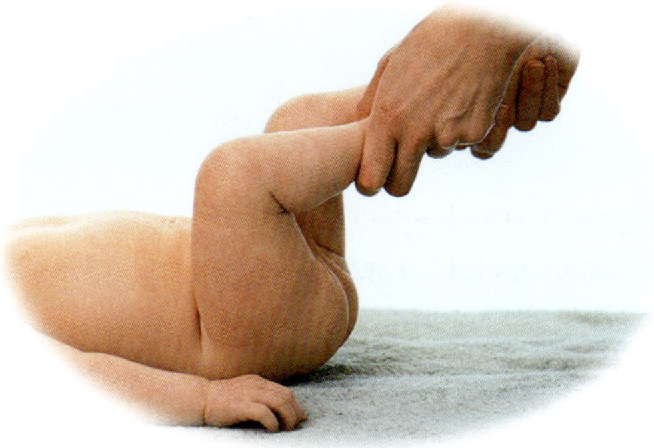

1

Tenez les chevilles de votre bébé et faites-lui effectuer en douceur un mouvement lent de pédalage en tendant et fléchissant ses jambes.

• *Continuez pendant environ 20 secondes.*

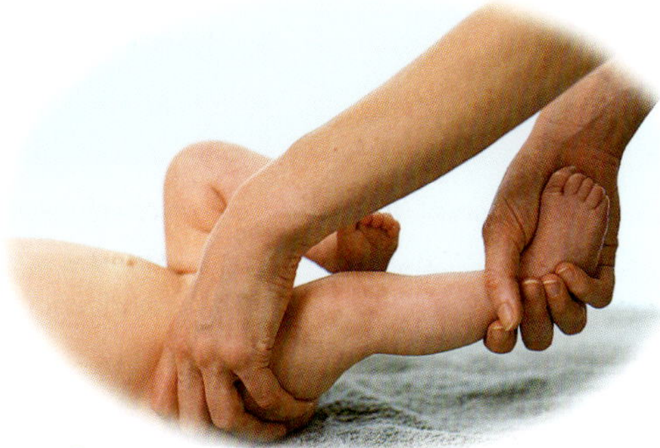

2

Posez la main gauche sur sa hanche droite et massez de la cuisse au pied en alternant les mains. Avant ce massage, enduisez bien vos mains d'huile.

• *Recommencez 4 ou 5 fois.*

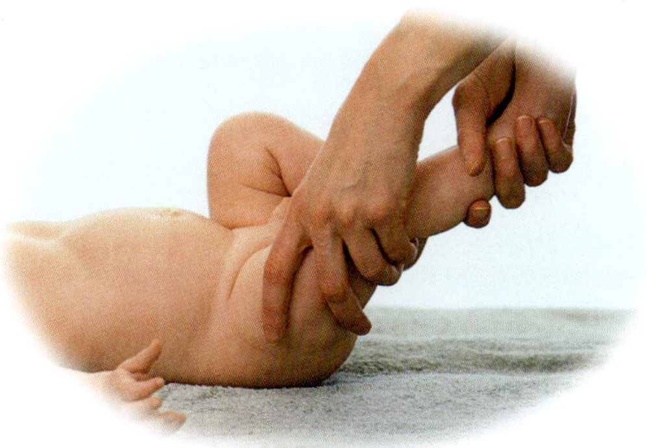

3

Tenez la cheville droite de votre bébé avec la main droite et massez sa cuisse avec la main gauche, en remontant sur la face antérieure et en descendant sur la face postérieure.

• *Recommencez 4 ou 5 fois.*

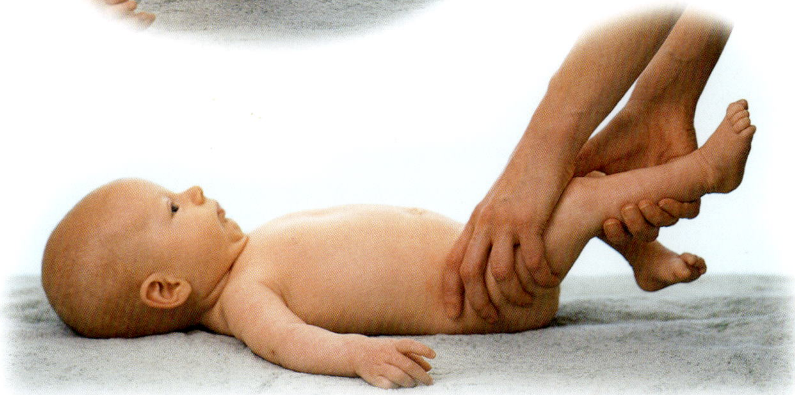

4

En alternant les mains, massez toute la jambe de la cuisse au pied.

• *Recommencez l'ensemble de la séquence sur l'autre jambe.*

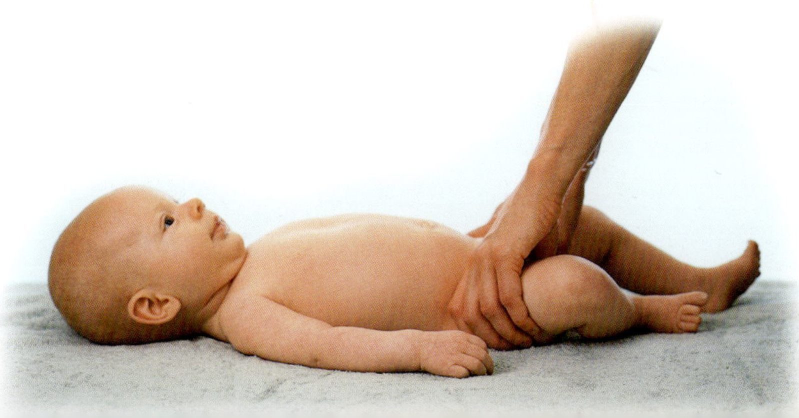

5

Posez les mains à l'intérieur de ses cuisses. Tournez les mains vers l'extérieur en appuyant doucement sur ses genoux et ses mollets pour lui faire tendre les jambes. Massez en remontant sur la face antérieure et en descendant sur la face postérieure.

• *Recommencez 4 ou 5 fois.*

... aux hanches...

La souplesse des hanches de votre enfant est essentielle pour sa posture, car ce sont les articulations qui soutiennent la colonne vertébrale et le bassin. La mobilité des hanches est également importante pour la souplesse de tout le bas du corps.

Les hanches des bébés sont extrêmement souples. Ils peuvent porter leurs orteils à leur bouche quasiment sans effort. Ils vont toutefois perdre progressivement cette merveilleuse aptitude. Le fait de masser les hanches de votre bébé permettra de conserver la souplesse de ces articulations quand il sera plus grand et plus fort.

Bien que les hanches de votre enfant aient été examinées à la naissance, vous pouvez vous assurer qu'elles se développent normalement en vérifiant qu'elles ne « craquent » pas quand il bouge, qu'il peut facilement écarter les genoux, que ses deux genoux sont identiques lorsqu'ils sont joints et fléchis, que les deux petits plis à la base de sa colonne vertébrale sont semblables lorsqu'il est couché sur le ventre.

Suivez bien l'ordre des étapes de cette séquence. Ne forcez aucun mouvement et, si votre bébé montre des signes d'inconfort, consultez un médecin.

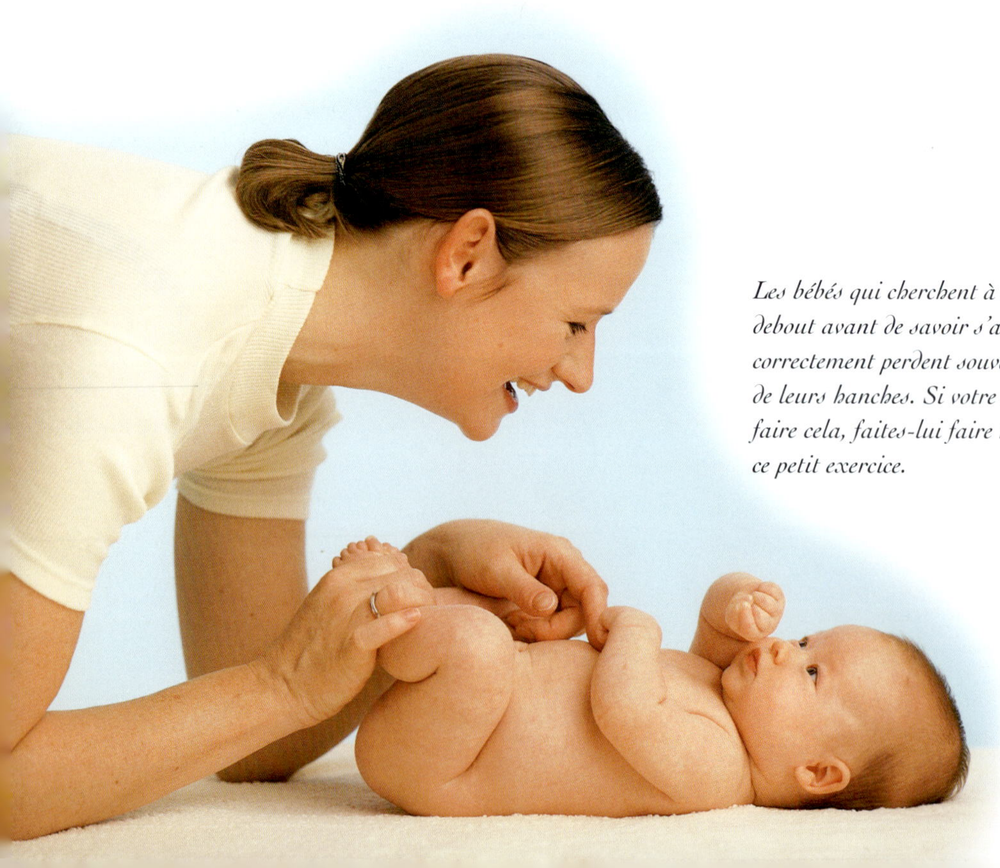

Les bébés qui cherchent à se mettre debout avant de savoir s'asseoir correctement perdent souvent la souplesse de leurs hanches. Si votre enfant aime faire cela, faites-lui faire régulièrement ce petit exercice.

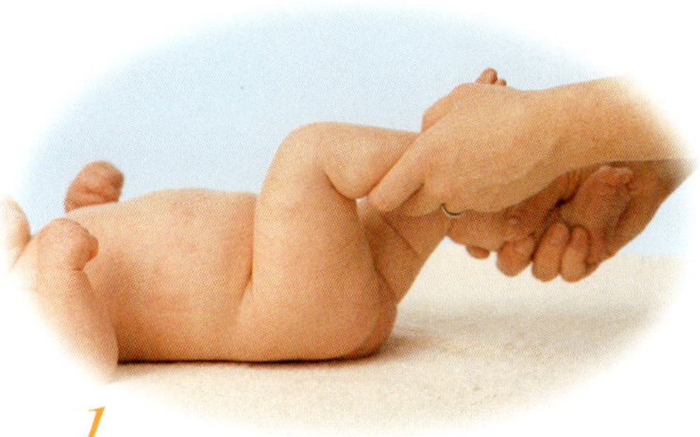

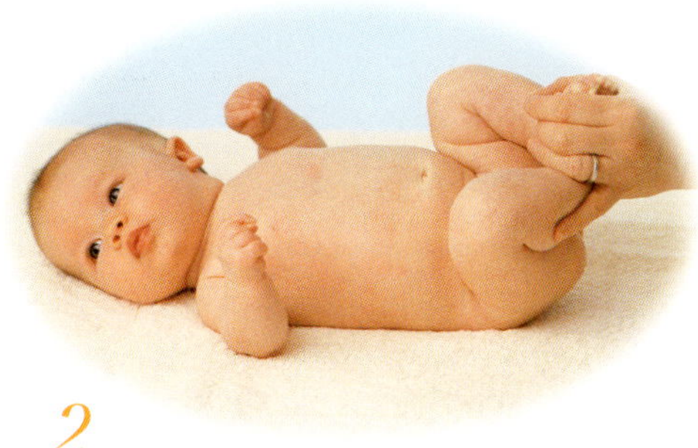

1

Couchez votre bébé sur le dos et prenez ses chevilles dans vos mains. Détendez ses jambes par quelques mouvements lents de pédalage en les pliant et en les dépliant l'une après l'autre.

- *Continuez pendant environ 20 secondes.*

2

Joignez les plantes des pieds de votre bébé l'une contre l'autre et laissez ses genoux s'écarter.

- *Continuez pendant environ 20 secondes.*

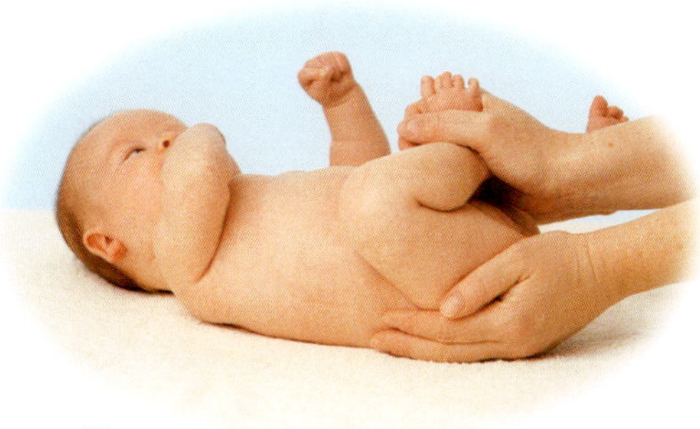

3

Avec la main droite, amenez le pied droit de votre bébé sur son ventre, de façon à ce que son genou soit fléchi et appuyez doucement son pied sur son nombril. Gardez la main droite dans cette position pendant que vous massez sa fesse droite et l'arrière de sa cuisse droite avec la main gauche. Continuez pendant environ 30 secondes, puis allongez doucement sa jambe.

- *Recommencez la séquence avec sa jambe gauche.*

4

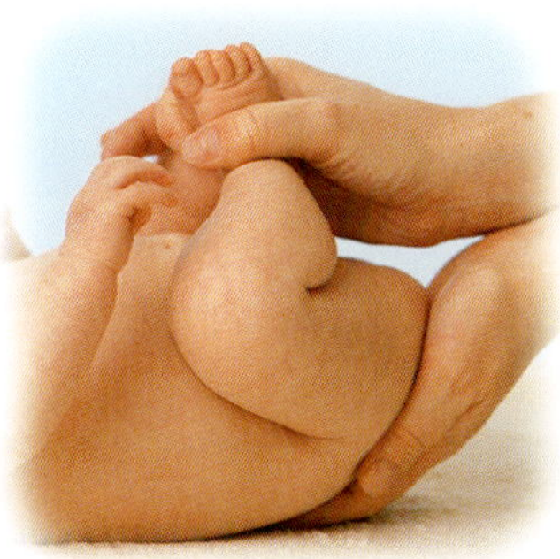

Prenez les chevilles de votre bébé dans vos mains et faites-lui effectuer quelques mouvements de pédalage, puis mettez ses plantes de pieds en contact. Amenez ses pieds sur son ventre. En les maintenant doucement avec la main gauche, placez la main droite sous ses hanches et massez la base de sa colonne vertébrale.

- *Continuez pendant environ 20 secondes.*

5

Pliez et tendez doucement les jambes de votre bébé à plusieurs reprises, puis finissez par un massage de ses jambes des hanches aux pieds, en utilisant le poids de vos mains détendues.

- *Recommencez 4 ou 5 fois.*

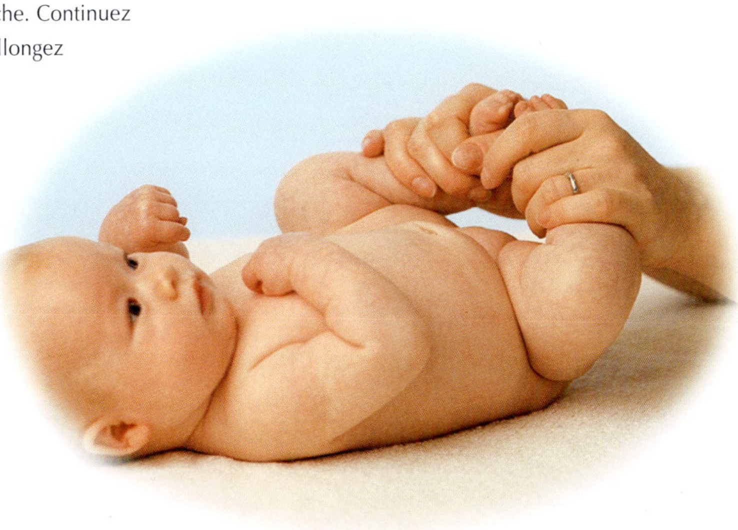

... au ventre...

Toutes nos émotions se traduisent sur le plan musculaire et ce phénomène est particulièrement visible dans la région de l'abdomen – le centre émotionnel de notre corps. Ainsi, un durcissement du ventre correspond à la peur et à l'anxiété. Posez votre main sur le ventre de votre bébé quand il est détendu et heureux, il sera mou et malléable. En revanche, lors d'une colère, il sera dur et rigide.

Le fait de masser le ventre de votre bébé peut l'aider à se détendre. Cela peut aussi soulager un stress, une anxiété ou un traumatisme natal. En outre, un ventre détendu facilite la digestion et permet au diaphragme de s'abaisser, augmentant la capacité respiratoire et créant un flux d'oxygène qui masse les organes digestifs à chaque inspiration. Enfin, les massages du ventre permettent de traiter les coliques et la constipation.

Attendez que le cordon ombilical soit tombé pour masser le ventre de votre bébé et ne le massez pas s'il pleure, mettez-le plutôt dans la position du « tigre dans l'arbre » (voir page 84).

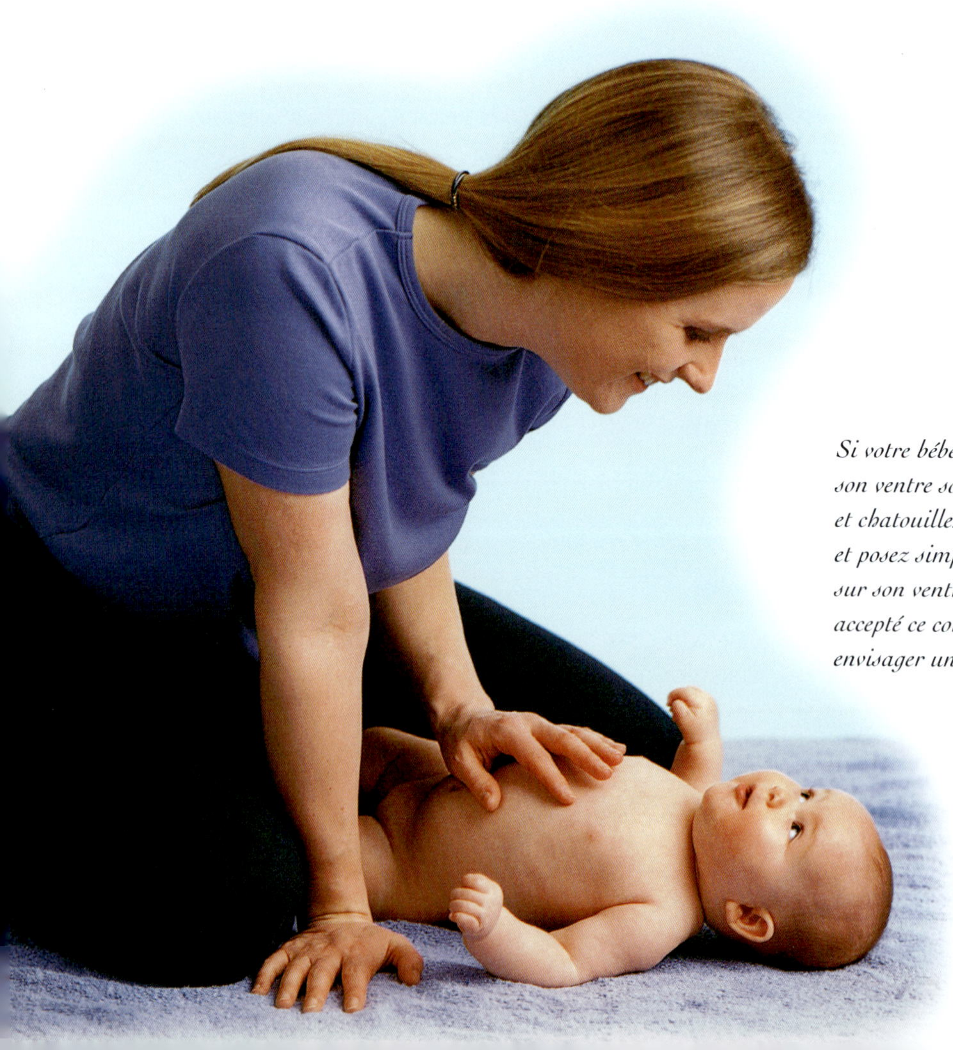

Si votre bébé n'apprécie pas que son ventre soit massé, tapotez-le et chatouillez-le doucement, et posez simplement la main sur son ventre. Lorsqu'il aura accepté ce contact, vous pourrez envisager un vrai massage.

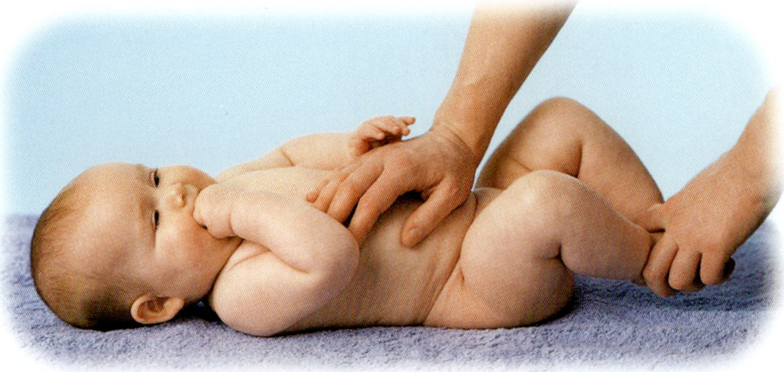

1

En effectuant des pressions circulaires légères, massez le ventre de votre bébé dans le sens des aiguilles d'une montre. C'est dans ce sens que s'opère le transit intestinal.

- *Recommencez 4 ou 5 fois.*

2

Posez la main en coupe en travers de son ventre et appuyez doucement d'un côté à l'autre entre les dernières côtes et les hanches. N'appuyez jamais vers le bas car cela peut être très désagréable.

- *Continuez pendant environ 20 secondes.*

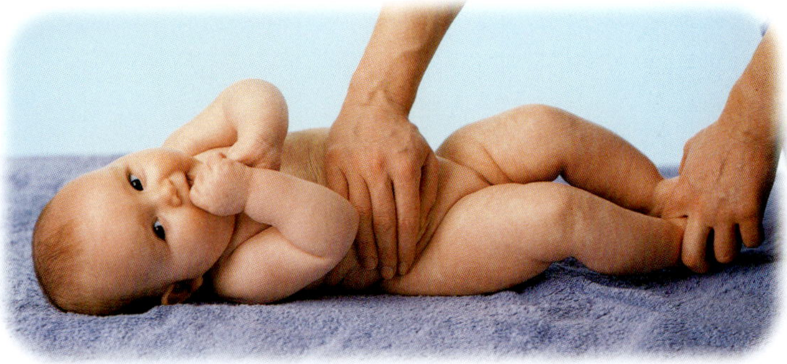

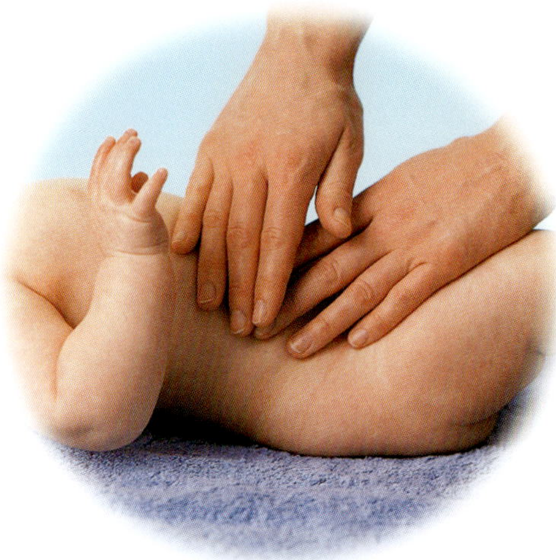

3

Exercez de légères pressions, une main après l'autre, en massant des côtes vers la hanche et en vous arrêtant sous le nombril. Massez d'abord le côté gauche, puis le côté droit.

- *Recommencez plusieurs fois de chaque côté.*

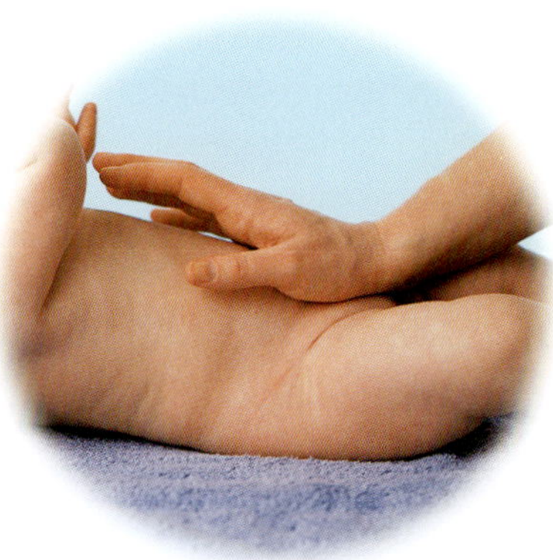

4

Recommencez l'étape 1, avec la main en coupe mais, cette fois, lorsque votre main arrive au niveau du pubis, soulevez les doigts de façon que le bord de votre main exerce une légère pression. C'est ici que se situent la vessie et la partie inférieure du côlon, aussi ne vous étonnez pas si votre bébé urine ou s'il émet quelques gaz.

- *Continuez pendant environ 20 secondes.*

... à la poitrine...

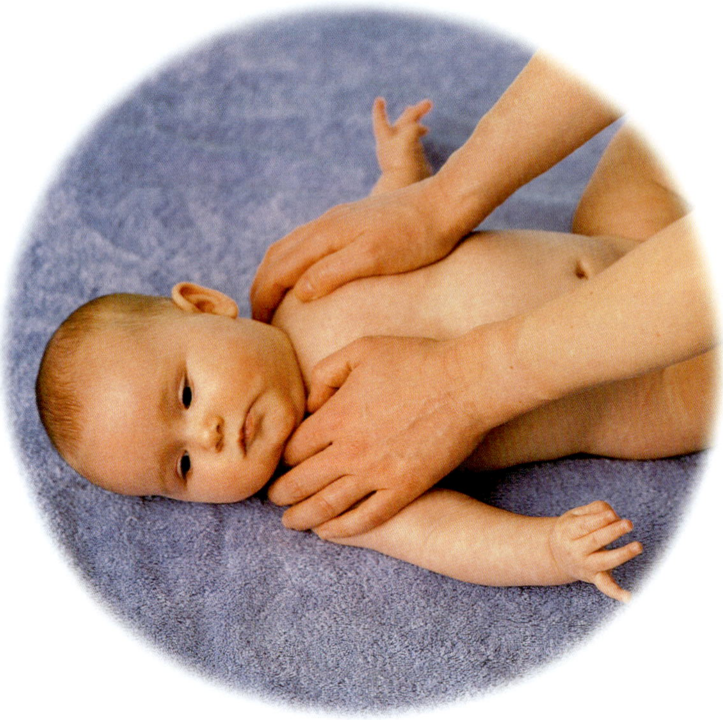

Un massage régulier de la poitrine permet à votre bébé de se détendre et de respirer plus profondément – il sera en meilleure santé et plus vigoureux.

L'oxygène est indispensable à la vie et plus nous respirons profondément, mieux nous nous sentons. Un adulte qui subit un choc physique ou émotionnel retient instinctivement son souffle et, lorsqu'il est soumis à un stress (qui se traduit par une hyperventilation), s'il sait contrôler sa respiration, il peut retrouver son calme. Cela nous aide à nous détendre et à nous sentir bien, tandis que les cellules de notre corps reçoivent tout l'oxygène dont elles ont besoin.

Le rythme respiratoire d'un bébé est instinctif. Ses côtes et son ventre se dilatent lors de l'inspiration et se contractent lorsqu'il vide ses poumons. La capacité respiratoire de votre enfant augmentera lorsqu'il ouvrira la poitrine en écartant les bras et que son dos se fortifiera pour le préparer aux positions assise et debout, ainsi qu'à une plus grande mobilité.

Vous pouvez l'aider à conserver cette respiration abdominale instinctive qui lui est bénéfique. Une poitrine « ouverte » et un rythme respiratoire profond lui assureront une bonne croissance et un développement harmonieux, tout en l'aidant à mieux résister aux maladies et aux infections.

De plus, des pleurs réprimés ou prolongés peuvent provoquer des tensions musculaires dans la poitrine. En lui massant la poitrine, vous permettrez à votre enfant de respirer plus profondément et plus efficacement.

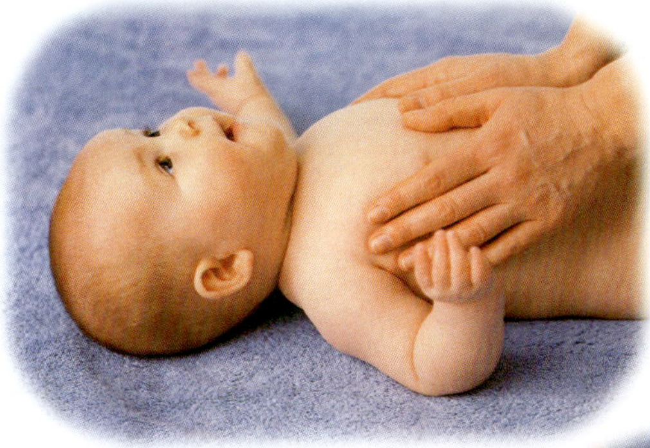

1

Asseyez-vous confortablement face à votre bébé qui est allongé sur le sol. Posez vos mains enduites d'huile au milieu de sa poitrine.

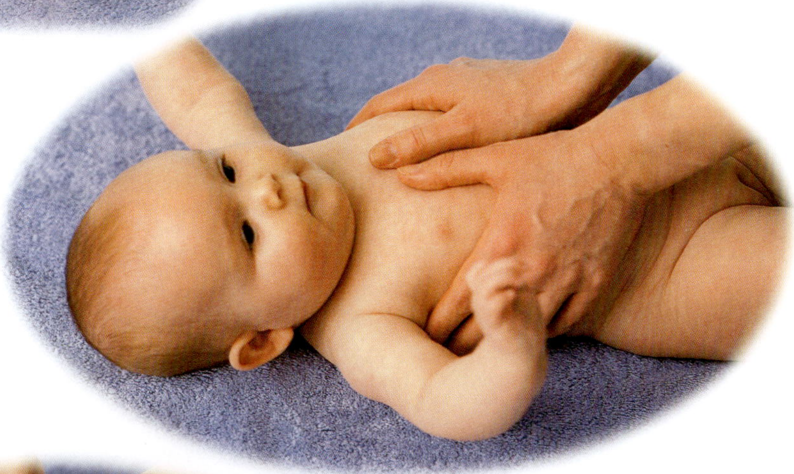

2

Avec la base des paumes de mains, massez la partie inférieure de la cage thoracique vers le bas et vers l'extérieur, puis ramenez les mains au centre.

- *Recommencez 4 ou 5 fois.*

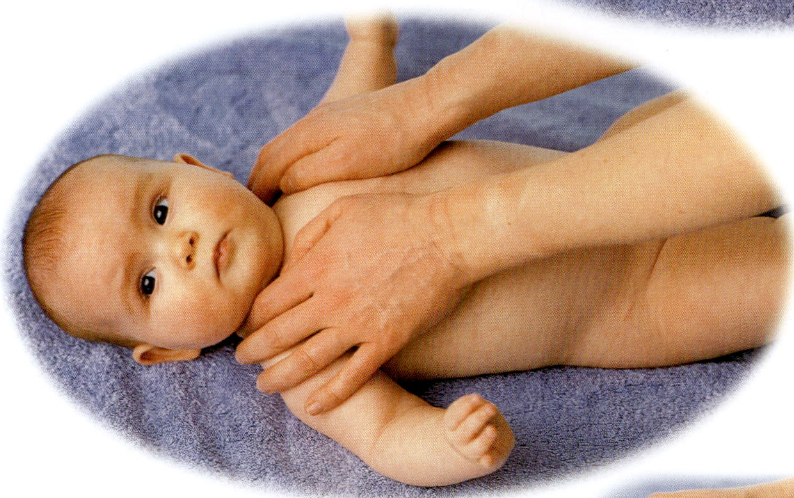

3

Posez les mains sur la poitrine de votre bébé et massez vers le haut et vers l'extérieur, en direction des épaules, puis ramenez les mains au milieu.

- *Recommencez 4 ou 5 fois.*

4

Avec les mains en coupe, tapotez légèrement en rythme le haut et le long des côtés de la poitrine de votre enfant.

- *Continuez pendant environ 20 secondes.*

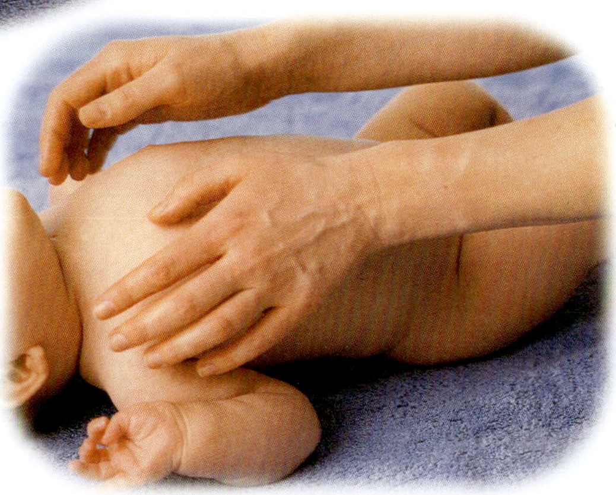

... aux épaules et aux bras...

Un nouveau-né garde les bras fléchis et collés contre sa poitrine ou les côtés de son corps. Il ne les ouvre pas et il peut se passer un certain temps avant qu'il en ait la volonté ou qu'il en soit capable. En réaction à un bruit soudain, il ouvre cependant involontairement les bras avant de les ramener contre lui en un mouvement d'embrassement. C'est le « réflexe de Moro », qui disparaît progressivement entre deux et trois mois, quand les mouvements contrôlés s'améliorent.

Le fait d'ouvrir volontairement les bras demande une force et une coordination qui s'acquièrent progressivement. Au cours de son développement, votre bébé commencera à ouvrir les bras vers le bas, puis vers l'extérieur et enfin vers le haut. Le mouvement vers l'extérieur dilate la poitrine et ouvre les épaules tout en renforçant latéralement le haut du dos. Le mouvement vers le haut (bras et mains tendus au-dessus de la tête) dilate la poitrine et renforce verticalement le haut du dos.

En massant les épaules et les bras de votre enfant tout en respectant son développement naturel, vous augmenterez la souplesse de ses épaules et la tonicité musculaire de ses bras.

Amusez-vous avec votre enfant durant le massage. Prenez ses mains dans les vôtres et imprimez-leur de petites secousses pour détendre ses bras.

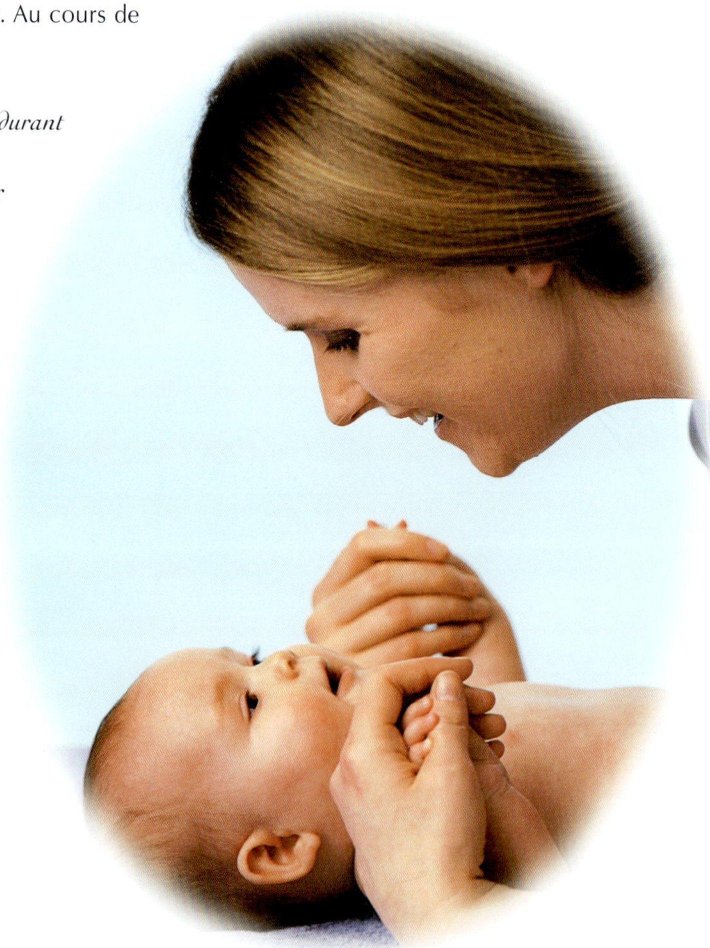

Vous pouvez aider votre bébé à écarter les bras en tapant ses mains l'une contre l'autre rapidement, pour le détendre avant de lui ouvrir les bras.

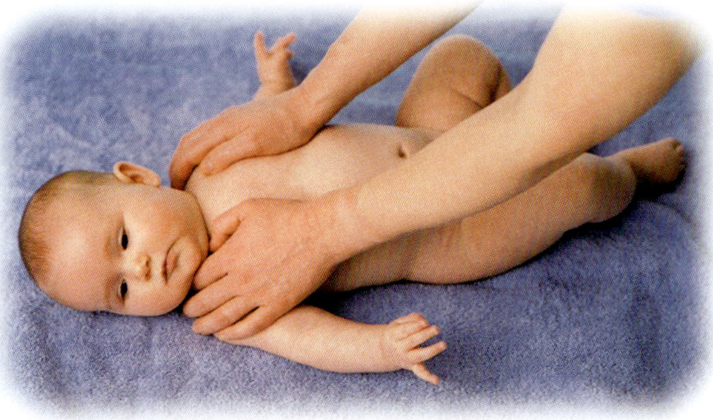

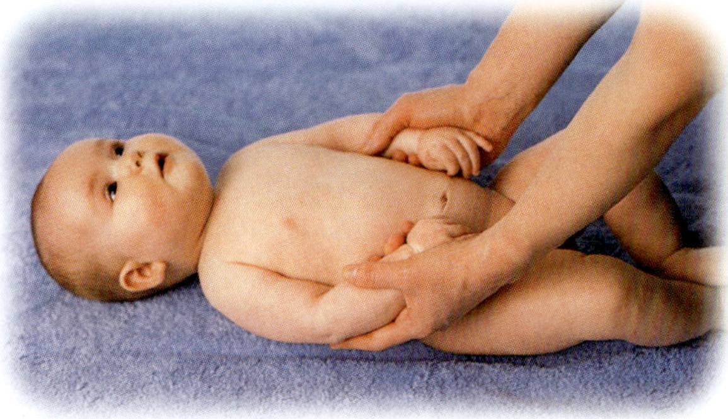

1

Couchez votre bébé sur le dos, face à vous. Enduisez vos mains d'huile, et massez le haut de sa poitrine en allant vers les épaules, et en ramenant les mains au milieu de sa poitrine.

- *Continuez pendant environ 20 secondes.*

2

Faites glisser vos mains vers ses épaules et tirez doucement ses bras vers le bas, le long de son corps, en les tenant dans les paumes de vos mains. Sans interrompre le contact, ramenez vos mains vers ses épaules, puis vers le haut de sa poitrine.

- *Recommencez 4 ou 5 fois.*

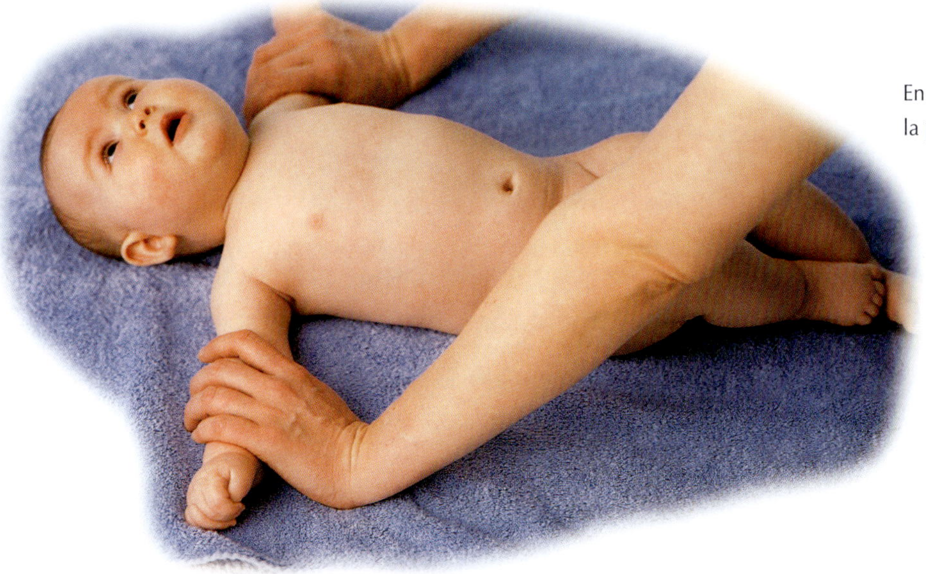

3

En partant du haut de la poitrine de votre bébé, faites glisser vos mains vers ses épaules, puis allongez doucement ses bras sur le côté dans l'alignement de ses épaules. Ramenez vos mains sur sa poitrine.

- *Recommencez 4 ou 5 fois.*

4

Lorsque votre bébé est parfaitement habitué aux trois premières étapes, écartez ses bras vers le haut. Placez vos mains sur les côtés de sa poitrine, sous ses bras, tirez doucement ces derniers vers le haut, de part et d'autre de sa tête, en les enserrant avec vos paumes. Sans interrompre le contact, ramenez vos mains vers sa poitrine.

- *Recommencez 4 ou 5 fois.*

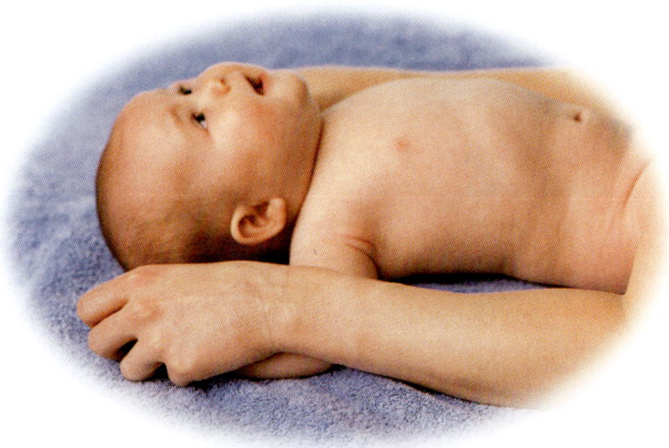

... aux mains...

Instruments privilégiés du toucher, les mains sont de merveilleux outils de perception. Lorsque nous faisons allusion au sens tactile, nous l'associons presque exclusivement aux mains. La qualité de notre vie quotidienne dépend en grande partie de leurs multiples talents. Nous les utilisons de bien des manières, elles nous servent entre autres à porter, à créer, à caresser et à communiquer.

Un nouveau-né doit acquérir force et coordination pour être capable de se servir efficacement de ses mains. Si vous mettez un doigt dans sa main, celle-ci se refermera automatiquement autour. Il s'agit d'un réflexe involontaire connu sous le nom de « réflexe de préhension ». Il disparaît automatiquement entre deux et trois mois, les mains du nourrisson devenant plus ouvertes et détendues. Il développe aussi la capacité de retenir un objet placé dans sa main.

Il faudra un certain temps avant que votre bébé ne soit capable d'estimer les distances avec assez de précision pour saisir un jouet et le ramener à lui. Cela survient généralement aux alentours de cinq mois ; vers six mois, votre enfant sera capable de maintenir son biberon en tétant et commencera à passer un objet d'une main à l'autre ; à sept mois, il pourra manger seul un biscuit ; il lui faudra deux mois de plus au moins pour saisir de petits objets entre le pouce et l'index, et encore deux mois avant de déposer un objet dans votre main et de le lâcher.

En massant régulièrement les mains de votre bébé, vous l'aiderez à ouvrir les doigts et à les détendre.

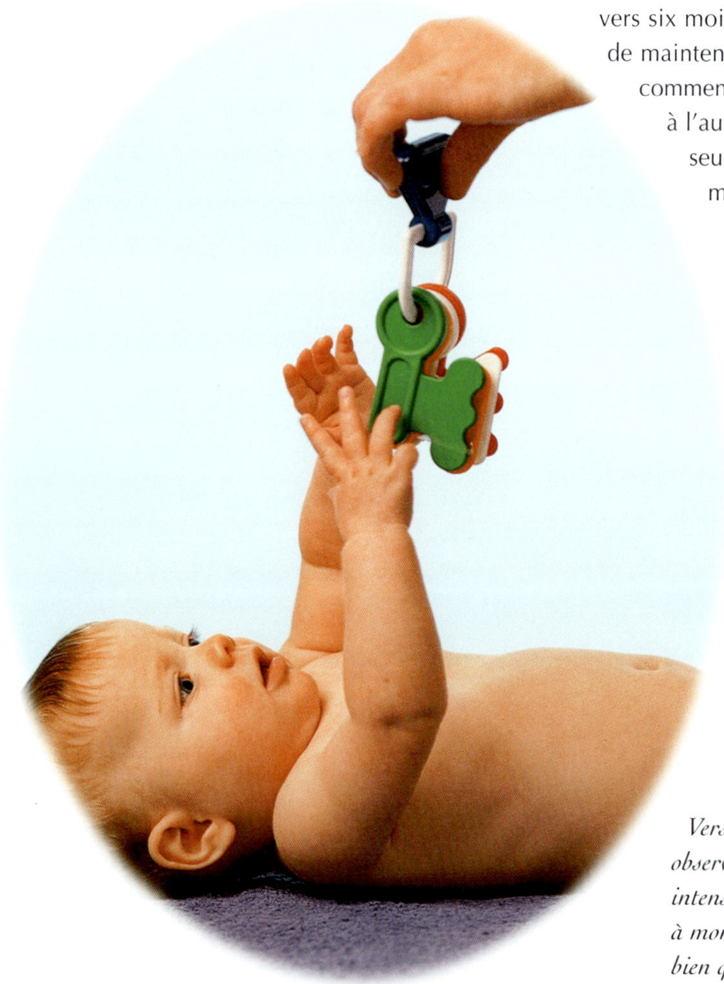

Vers deux ou trois mois, vous pourrez observer le fait que votre bébé regarde intensément ses mains. Il commencera à montrer son désir de saisir des objets bien qu'il n'en soit pas encore capable.

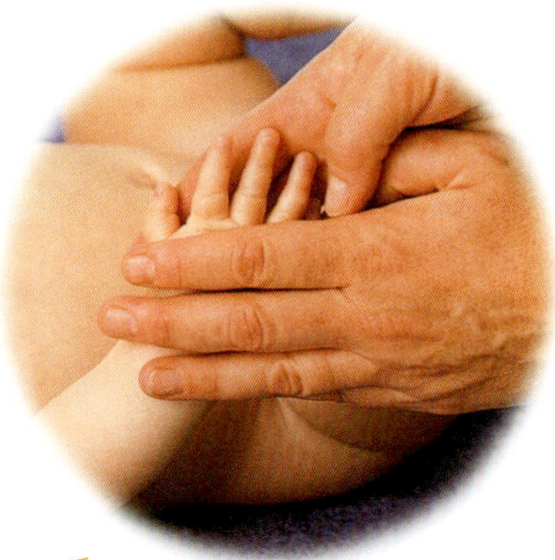

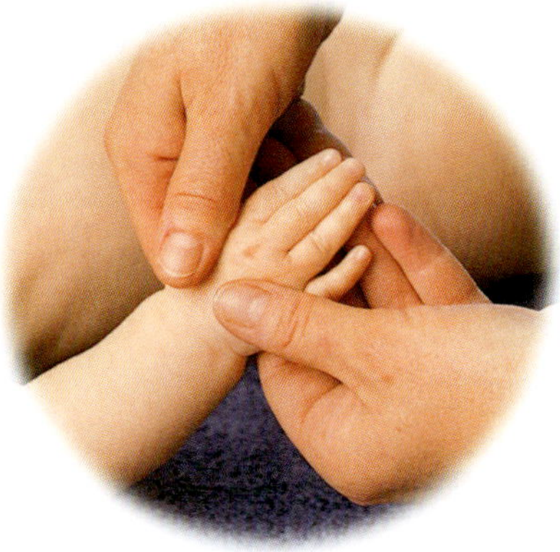

2

Massez sa main entre vos pouces et vos index. Progressez du poignet vers les doigts, en exerçant de légères pressions.

- *Recommencez 3 ou 4 fois.*

1

Commencez par ouvrir la main de votre bébé et par la frictionner entre vos paumes.

Continuez pendant environ 20 secondes.

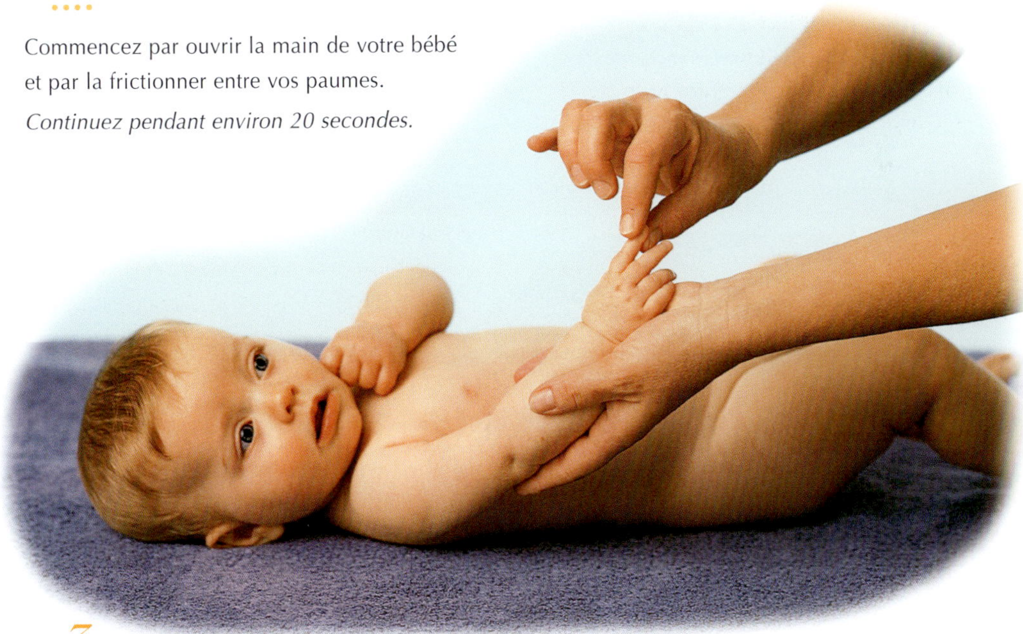

3

Écartez les doigts de votre bébé et tirez-les doucement l'un après l'autre entre votre pouce et votre index.

- *Continuez pendant environ 20 secondes.*

Si vous utilisez de l'huile pour ce massage, assurez-vous qu'elle est d'origine biologique et lavez les mains de votre bébé à la fin du massage, car les bébés se sucent continuellement les doigts.

4

Frictionnez à nouveau sa main tout entière entre vos paumes.

- *Massez l'autre main de la même façon.*

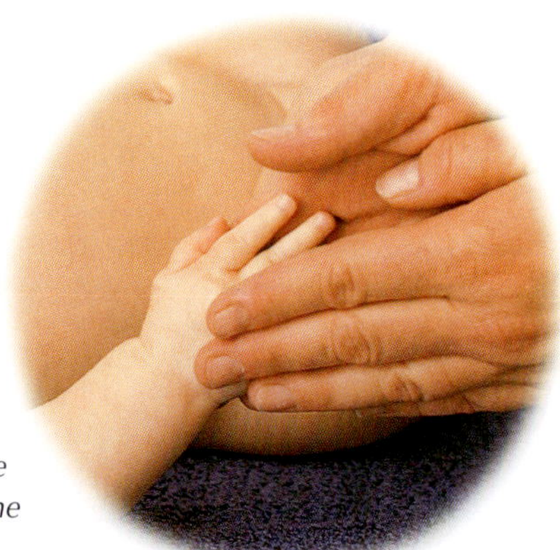

... au dos et à la colonne vertébrale...

La colonne vertébrale est une pièce capitale du squelette. C'est elle qui soutient la tête, qui alimente les organes vitaux et qui sert de support aux membres. Elle abrite également le système nerveux central et elle est à l'origine du moindre de nos mouvements. L'intégrité de la colonne vertébrale est donc directement liée à notre santé et à notre forme physique, et cela à tous les âges de la vie.

N'essayez pas de soulever votre bébé par les bras durant ce massage. Laissez ses bras le long de son corps.

Votre bébé commence à se préparer aux positions assise et debout dès les premières semaines de sa vie, mais son dos n'acquiert réellement de la vigueur que lorsqu'il est allongé sur le ventre et relève progressivement la tête. Petit à petit, il décollera sa poitrine, ses épaules, ses bras et ses jambes du sol, faisant en quelque sorte « l'avion », position essentielle pour son développement.

Le fait de masser votre bébé tout au long de ce processus l'aidera à avoir un dos et une colonne vertébrale à la fois souples et solides et à développer des postures équilibrées. Cela a aussi pour avantage d'étirer la partie antérieure du corps, d'améliorer son rythme respiratoire et de détendre son abdomen.

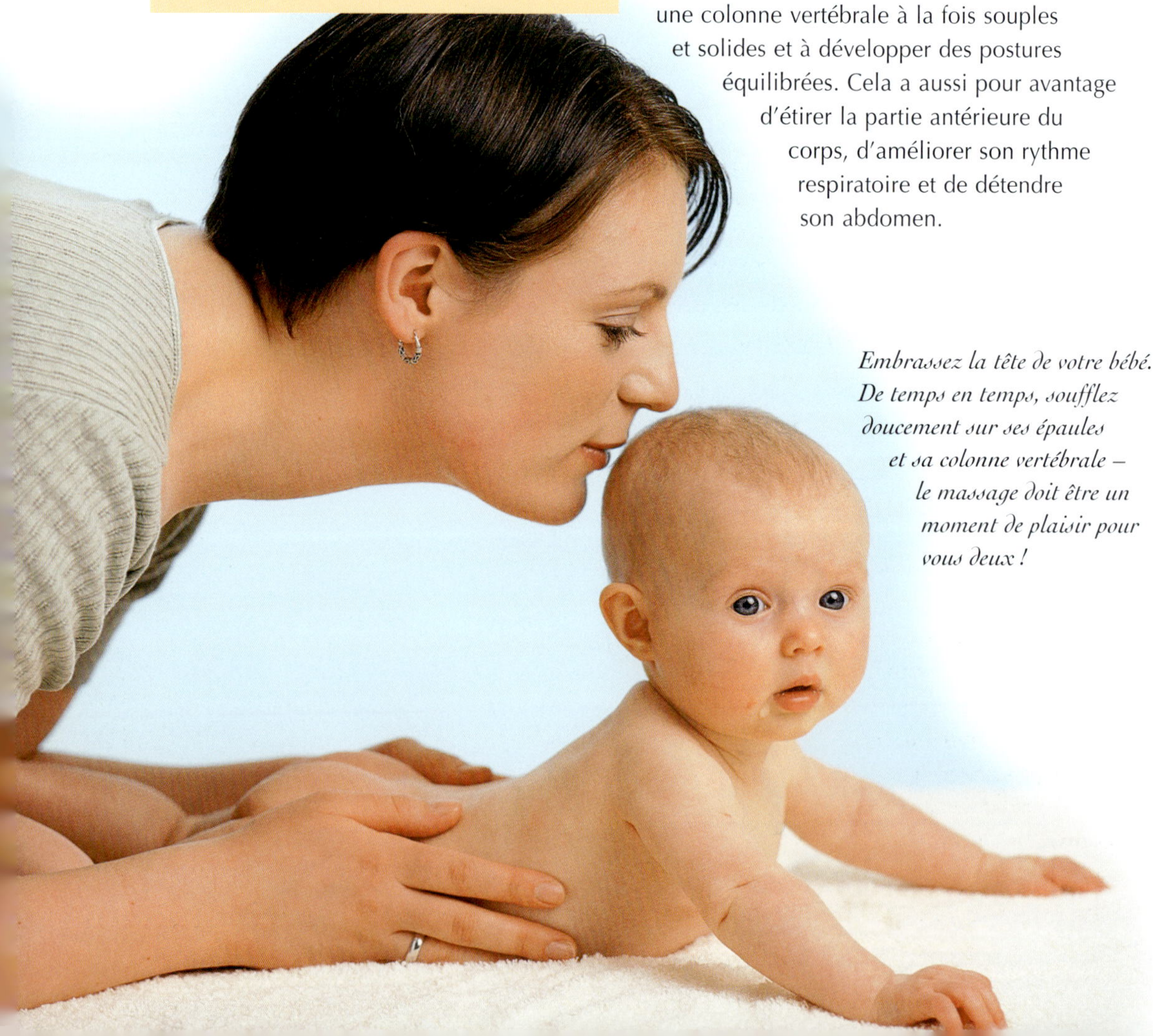

Embrassez la tête de votre bébé. De temps en temps, soufflez doucement sur ses épaules et sa colonne vertébrale – le massage doit être un moment de plaisir pour vous deux !

… au dos et à la colonne vertébrale….

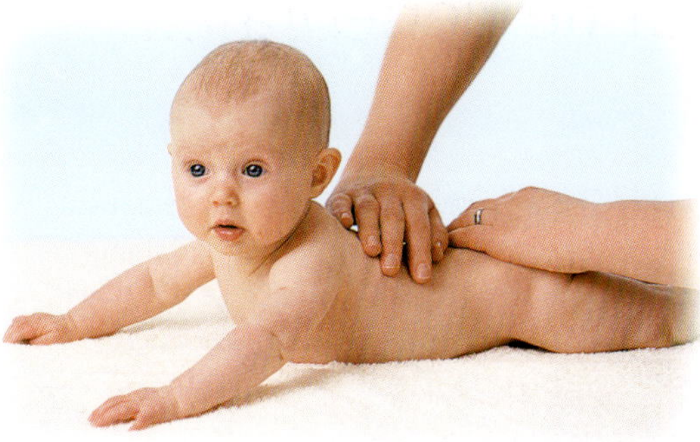

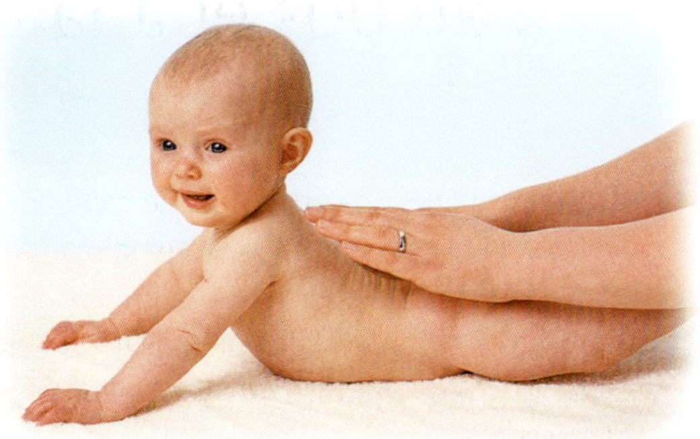

1

Enduisez vos mains d'huile. Couchez votre bébé sur le ventre, puis massez son dos, des épaules au bas de la colonne vertébrale. Les pressions doivent être longues et fermes, mais vos mains doivent rester souples ; une petite chatouille de temps à autre devrait aider votre enfant à apprécier ce massage.

- *Recommencez 4 ou 5 fois.*

2

Mettez les mains en coupe et faites des percussions relativement fermes, en partant des épaules et en descendant le long de la colonne vertébrale. Tout le monde aime ce type de massage et votre bébé n'y fera pas exception.

- *Continuez pendant environ 20 secondes.*

3

Si votre bébé est capable de soutenir le poids de son corps, posez une de vos mains bien enduite d'huile contre sa poitrine, puis faites-la glisser vers l'arrière par-dessus son épaule et le long de son bras gauche. Veillez à ne pas soulever son bras qui doit rester le long du corps.

- *Massez de la même façon le bras droit.*

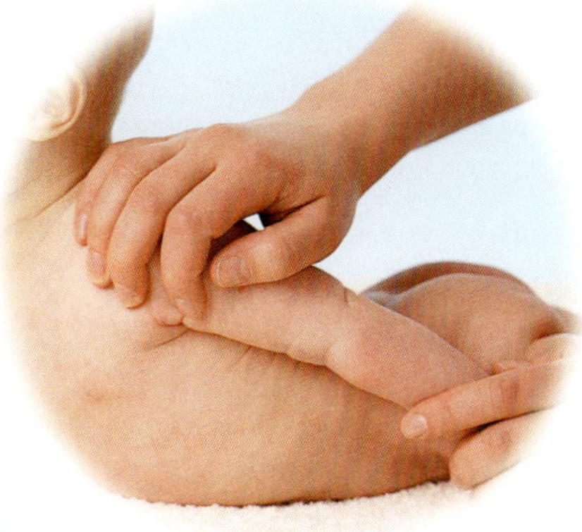

4

Posez vos deux mains contre la poitrine de votre bébé, puis faites-les glisser vers l'arrière par-dessus ses épaules pour amener ses deux bras vers l'arrière, le long du corps, puis relâchez doucement. Votre enfant va conserver seul cette position pendant quelques secondes avant de ramener ses bras vers l'avant et de s'appuyer sur les coudes.

- *Recommencez 4 ou 5 fois.*

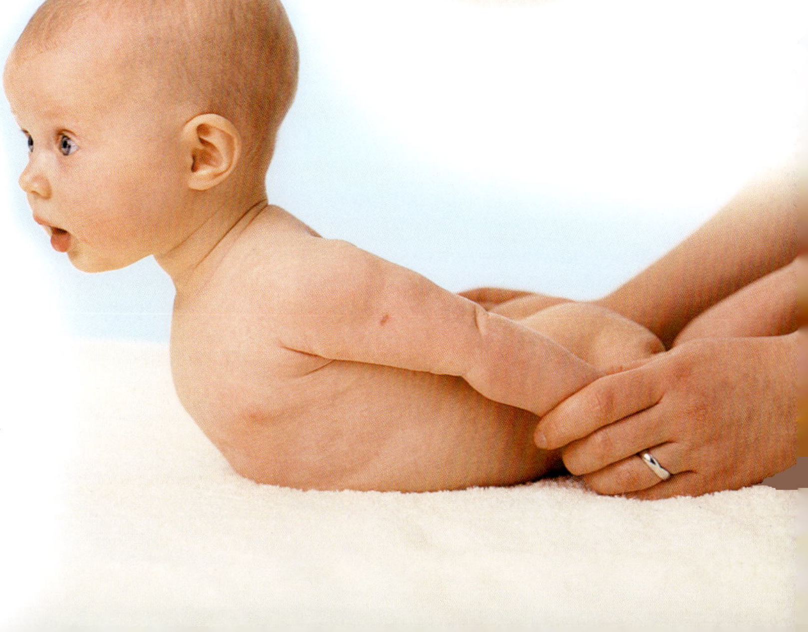

... à la tête et au cou

La paume de votre main est parfaitement adaptée à la forme du crâne de votre bébé et le soutient spontanément lorsque vous le portez. Calmants et extrêmement relaxants, les massages de la tête et du cou peuvent être réalisés partout et dans toutes les circonstances. Ils sont remarquablement efficaces, et généralement bien acceptés. Aucune préparation n'est nécessaire : votre bébé peut rester habillé et vous n'avez pas besoin d'huile de massage.

Le crâne de votre bébé est constitué de différents os unis par des cartilages dont la relative mobilité permet le passage de la tête lors de la naissance. La fontanelle est la zone molle située au sommet de la tête de votre enfant. Elle est recouverte d'une solide membrane, qui autorise les massages légers du bout des doigts ou de la paume. Certains bébés ont eu le crâne écorché ou meurtri lors de l'accouchement. Si c'est le cas du vôtre, attendez une guérison totale avant de commencer les massages.

Si vous utilisez de l'huile de massage, essuyez bien les sourcils de votre bébé pour que l'huile ne pénètre pas dans ses yeux, ce qui pourrait affecter temporairement sa vision. (L'huile d'olive peut être efficace contre les croûtes de lait.)

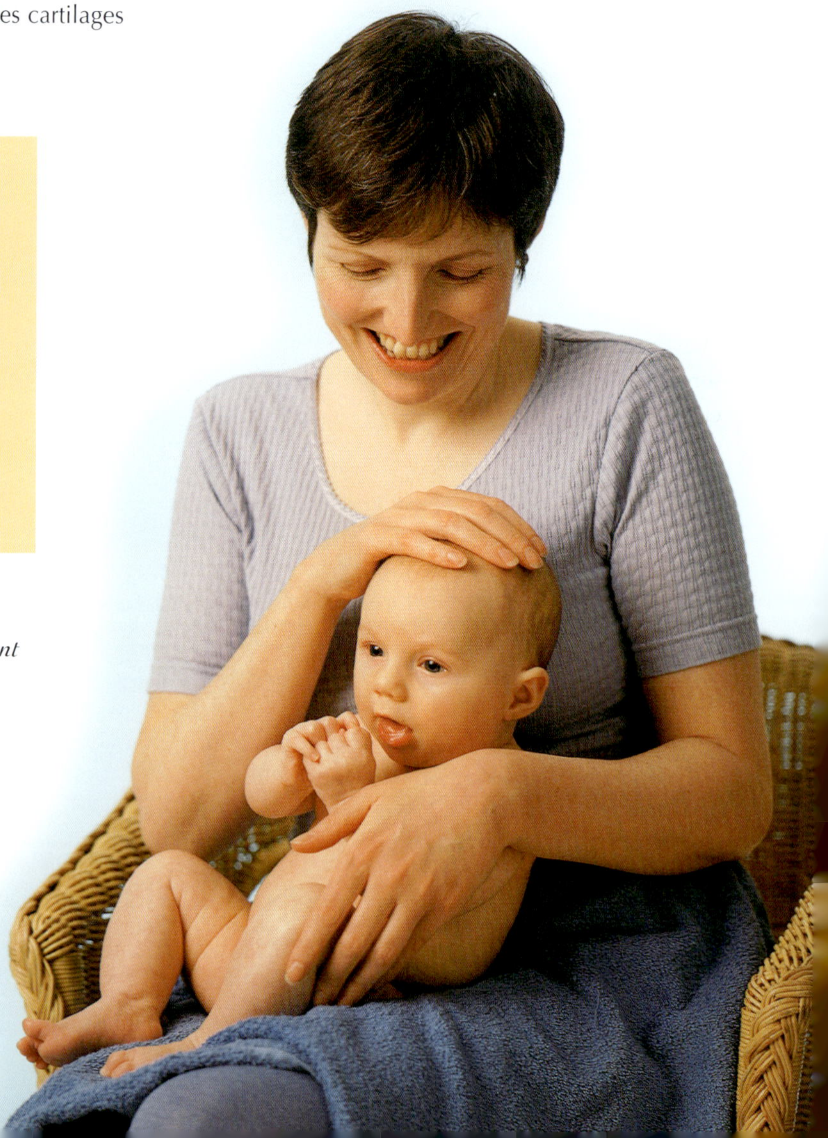

Asseyez-vous confortablement avec votre bébé sur les genoux et assurez-vous de pouvoir reposer votre bras de temps en temps durant le massage.

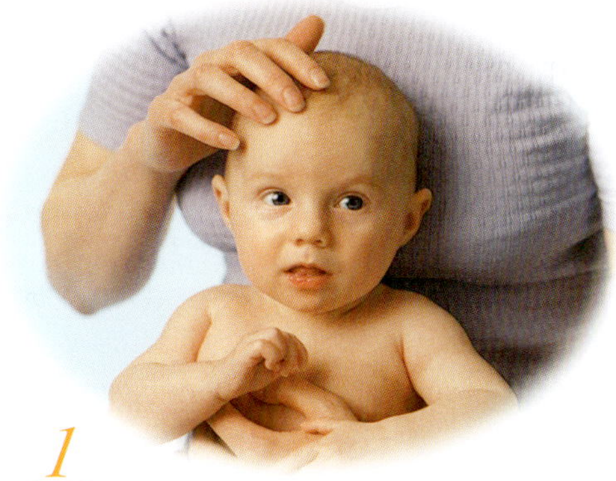

1

Commencez par effleurer du bout des doigts le sommet de son crâne en effectuant un mouvement circulaire.

• *Continuez pendant 1 ou 2 minutes.*

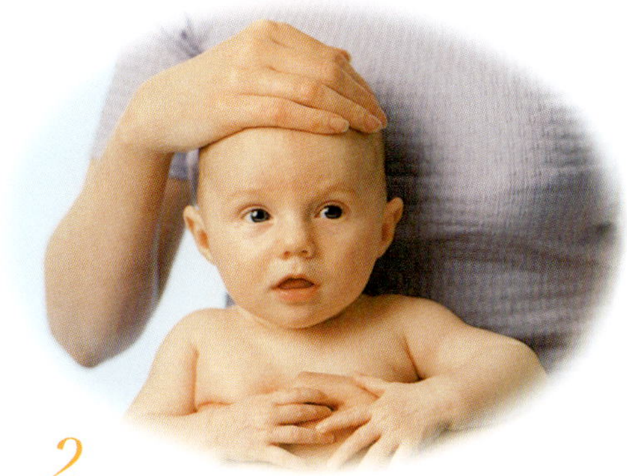

2

Massez ensuite doucement le sommet de son crâne, avec la paume et les doigts souples, en effectuant toujours un mouvement circulaire.

• *Continuez pendant 1 ou 2 minutes.*

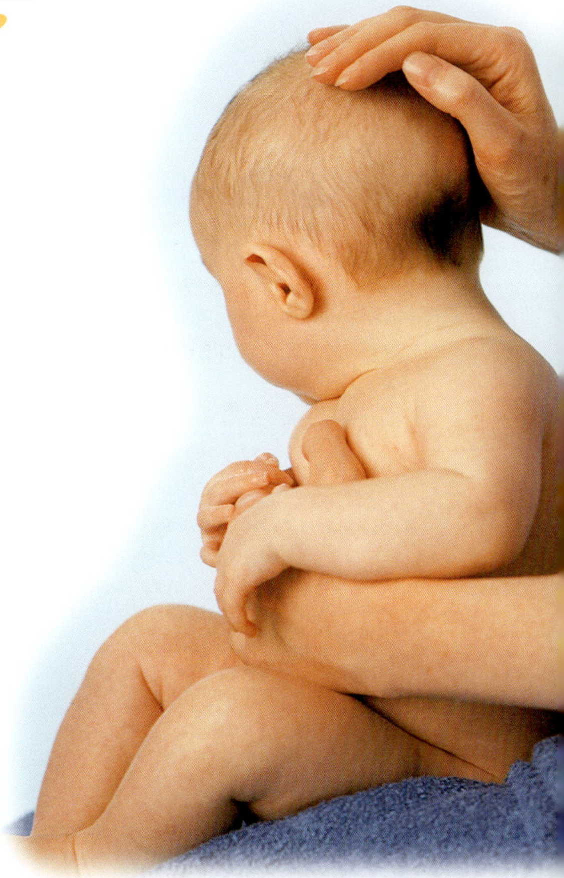

3

Massez l'arrière du crâne de votre bébé, en utilisant le poids de votre main détendue et en effectuant un mouvement circulaire.

• *Continuez pendant environ 1 minute.*

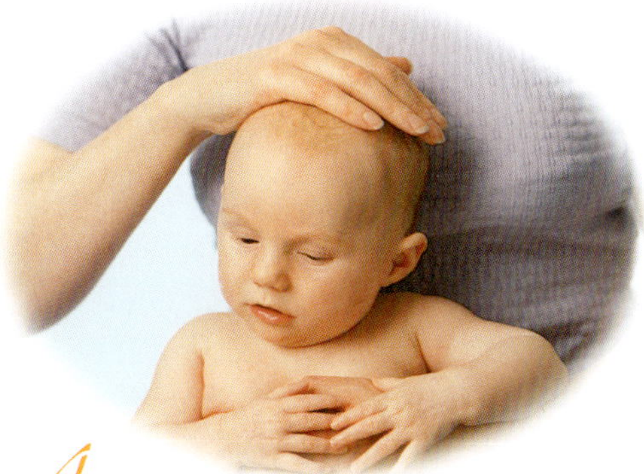

4

Massez toute la tête, d'abord d'arrière en avant jusqu'aux sourcils, puis faites le tour du crâne.

• *Continuez aussi longtemps que vous le souhaitez.*

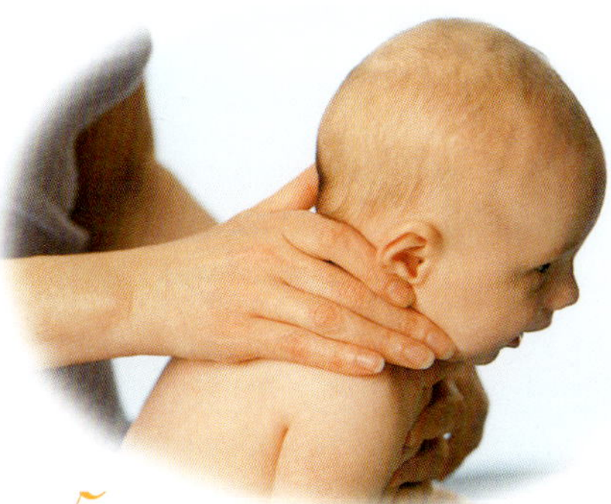

5

Faites des pressions glissées le long de la nuque et des épaules de votre bébé, puis massez la nuque avec le bout des doigts.

• *Continuez pendant 1 ou 2 minutes.*

De la tête aux pieds

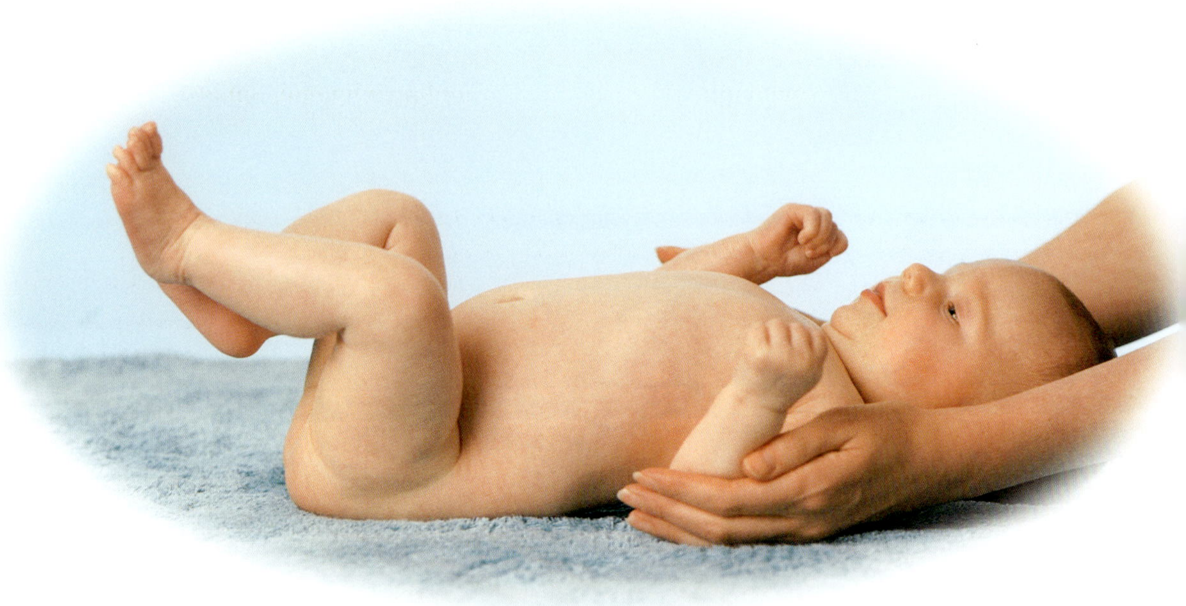

L'efficacité de cette méthode réside dans la douceur du toucher et l'alignement de la colonne vertébrale.

À deux mois, votre bébé a commencé à déplier ses bras et ses jambes, et à trois mois, il étend ses membres de plus en plus facilement. Encouragez-le à se détendre et à « ouvrir » son corps grâce à cette technique particulière.

Contrairement à la séance de massage général, cette technique de massage commence par la tête et descend le long du corps jusqu'aux orteils. L'accent est porté ici sur l'alignement des méridiens et sur les flux d'énergie qui les parcourent. La libre circulation de l'énergie est privilégiée en éliminant certains blocages qui entravent le mouvement des cellules. Le cerveau et la colonne vertébrale sont entourés de fluides qui se déplacent par vagues et chaque os, chaque organe et chaque muscle en sont affectés. Tous les blocages de ce flux, généralement dus à la tension, peuvent être évacués grâce à un port de tête correct et un bon alignement de la colonne vertébrale.

Vous devez choisir le bon moment pour réaliser ce massage. Cela peut être après le massage général, lorsque votre bébé est totalement détendu et de bonne humeur, ou après le bain.

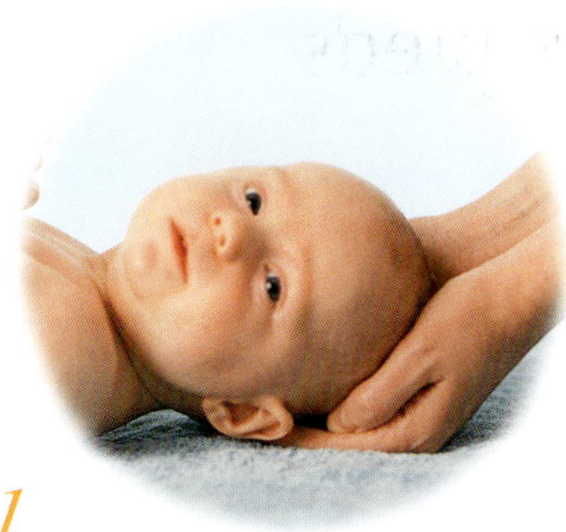

1

Couchez votre bébé sur le dos en face de vous, sa tête vers vous. Asseyez-vous derrière lui et glissez vos mains ouvertes et détendues sous sa tête, comme un oreiller.

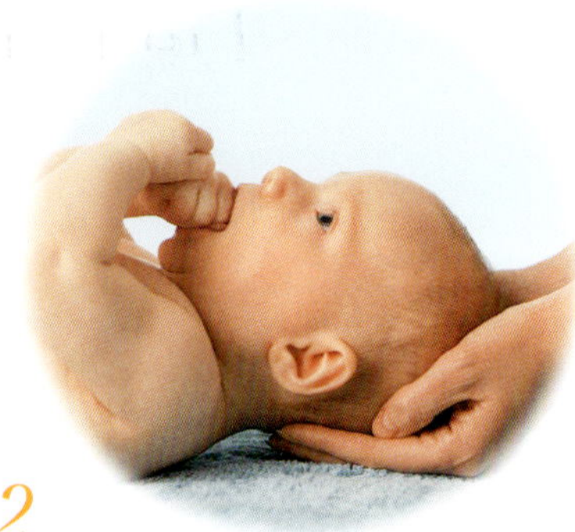

2

Replacez doucement la tête de votre bébé de façon qu'elle soit parfaitement centrée, son menton reposant sur la poitrine, la nuque étirée. Tenez ainsi la tête de votre enfant pendant une ou deux minutes, jusqu'à ce qu'il soit bien détendu.

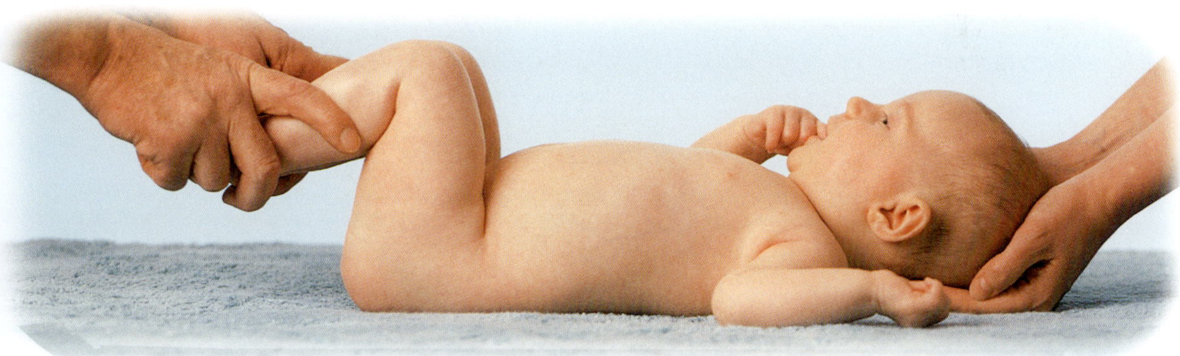

3

La suite de la technique exige la présence d'une seconde personne. Tandis que vous continuez à maintenir doucement la tête de votre bébé, l'autre personne s'assoit en face de vous et saisit les pieds de l'enfant. En les maintenant l'un contre l'autre, elle fléchit les genoux du bébé à angle droit, en gardant les plantes de pieds face à elle, pour s'assurer que l'alignement du dos est correct.

• *Continuez pendant environ 20 secondes.*

4

Votre partenaire tire doucement sur les jambes du bébé pour les allonger, avant de les masser doucement du haut des cuisses vers les pieds. Parlez à votre enfant et chantez-lui des chansons durant tout ce temps.

• *Continuez pendant environ 20 secondes.*

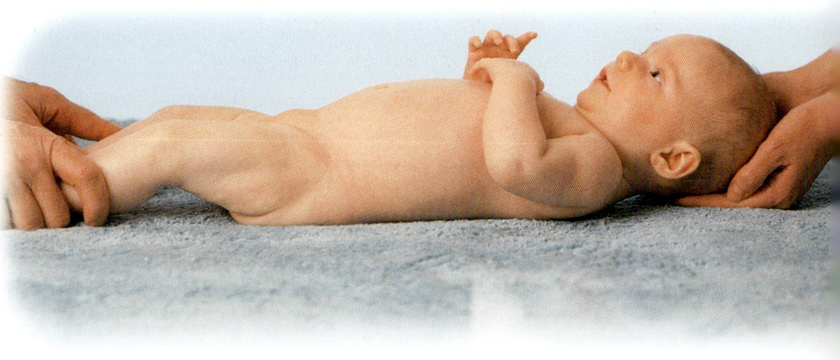

Bain d'oxygène

Les bébés ont besoin de rester nus de temps en temps pour que leur peau soit exposée à l'air. Ces « bains d'oxygène » sont bénéfiques pour la santé de la peau et la résistance aux infections. En massant régulièrement votre bébé, vous vous assurez également que votre enfant est en contact avec l'air pur, mais même si vous ne le massez pas, vous devez le laisser passer des moments nu dans la maison et, plus important, dehors. Vous permettrez ainsi à sa peau d'absorber l'oxygène ambiant et la lumière naturelle, indispensables à la production de la vitamine D qui participe à l'assimilation du calcium osseux.

Même s'il ne veut pas être massé, votre bébé tirera grand profit de ces moments où vous le laisserez libre de ses mouvements (sous surveillance, bien sûr), sans être entravé par ses vêtements.

Il est évidemment important de faire en sorte que la température soit agréable. Si le bain d'oxygène se déroule à l'extérieur, assurez-vous qu'il fait assez chaud, sans brise fraîche. Si vous restez à l'intérieur, choisissez une pièce chaude et bien aérée, et méfiez-vous des courants d'air. Souvenez-vous également que l'huile de massage peut augmenter les effets néfastes du soleil et des courants d'air.

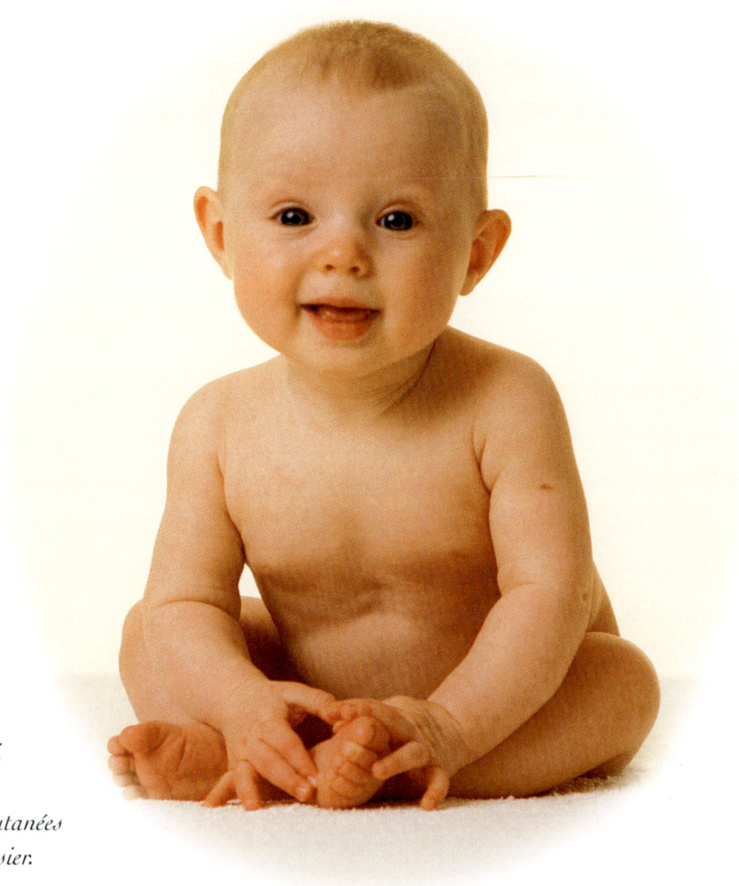

À partir de deux mois, la plupart des bébés adorent être nus. Les bains d'oxygène et de lumière peuvent aussi prévenir et soulager certaines affections cutanées comme l'érythème fessier.

1.

Encouragez votre bébé à attraper ses pieds pour sucer ses orteils. Admirez sa merveilleuse souplesse.

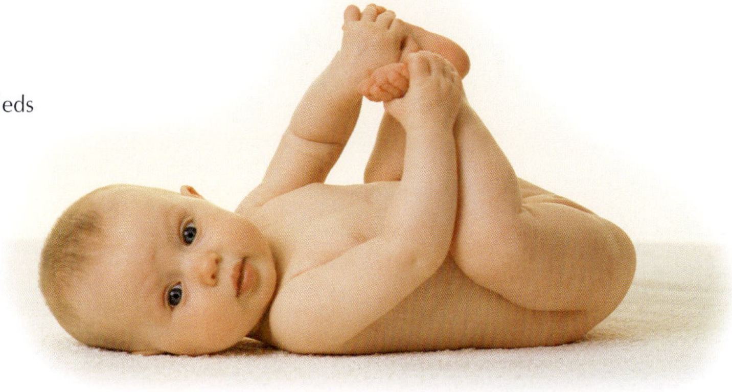

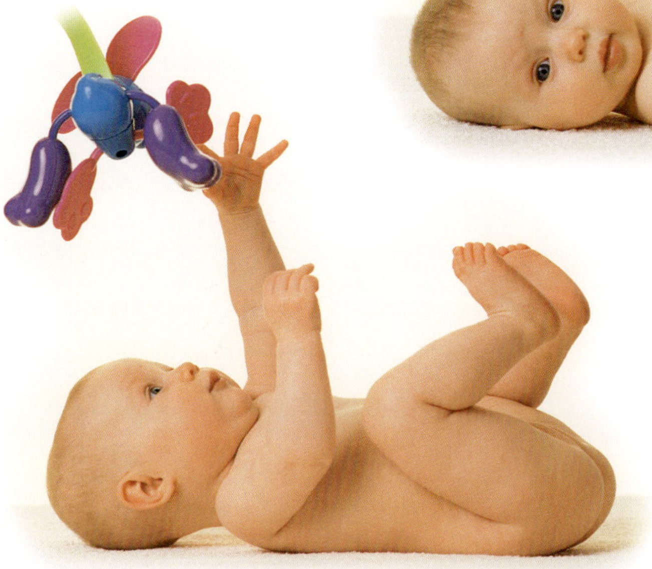

2.

Utilisez un de ses jouets favoris pour l'inciter à étirer bras et épaules.

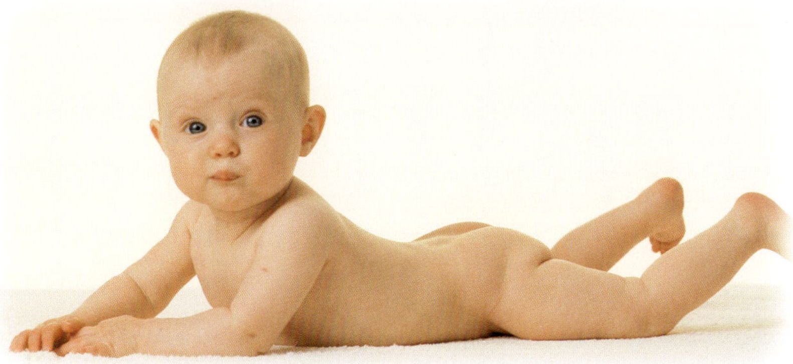

3.

Laissez votre bébé sur le ventre pour qu'il puisse étirer et renforcer les muscles de son dos.

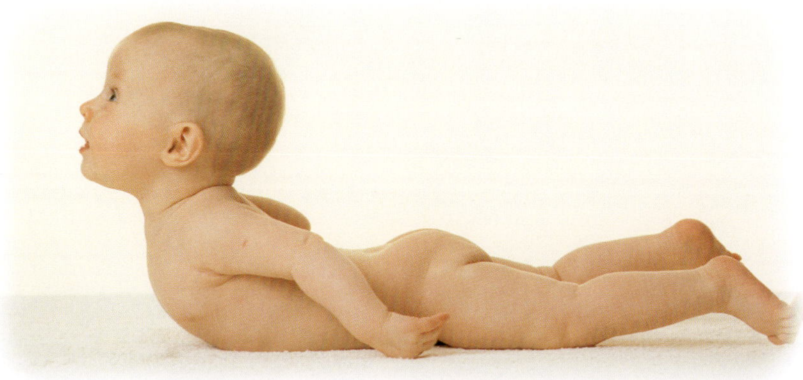

4.

Quand il se sentira à l'aise, il renforcera son tonus musculaire de lui-même en tirant ses bras et ses épaules vers l'arrière.

Acquisition des postures

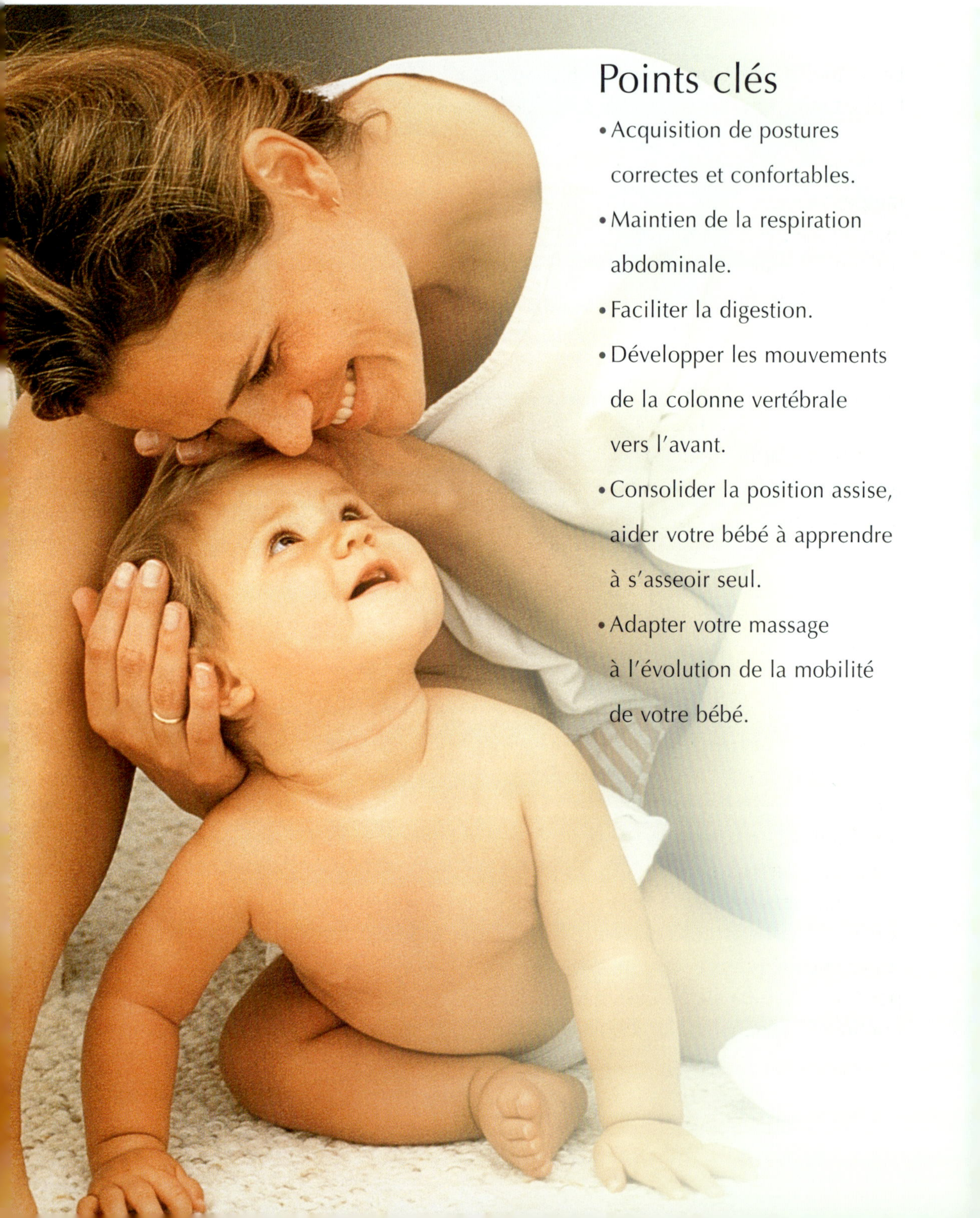

Points clés

- Acquisition de postures correctes et confortables.
- Maintien de la respiration abdominale.
- Faciliter la digestion.
- Développer les mouvements de la colonne vertébrale vers l'avant.
- Consolider la position assise, aider votre bébé à apprendre à s'asseoir seul.
- Adapter votre massage à l'évolution de la mobilité de votre bébé.

Les étapes du développement moteur sont immuables et ne peuvent être brûlées, chacune dépendant de la précédente. Par exemple, votre bébé doit s'asseoir avant de se mettre debout, se mettre debout avant de pouvoir marcher, etc. L'âge auquel il s'assoit, rampe, se met debout et marche n'a pas d'incidence sur son potentiel intellectuel ; chaque enfant est unique et se développe à son rythme. Certains bébés s'assoient tard et marchent tôt, alors que c'est l'inverse pour d'autres.

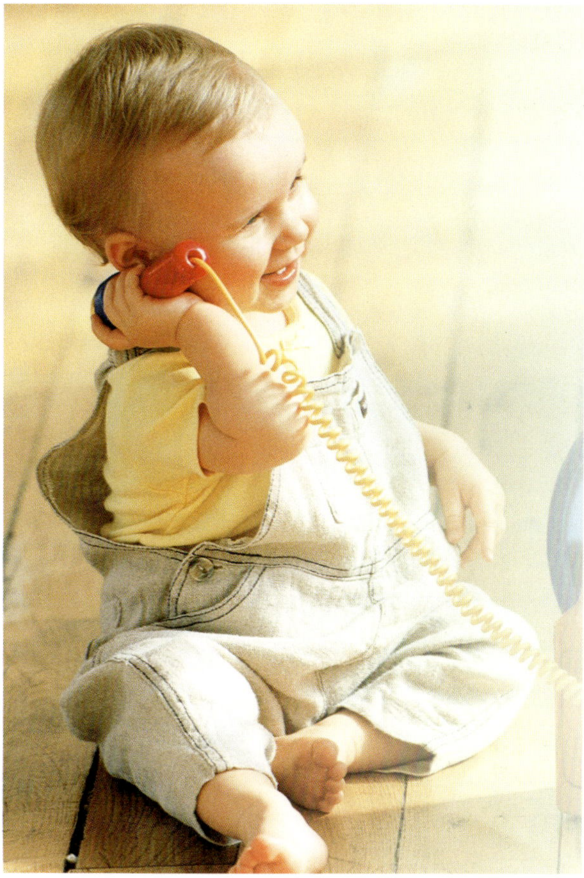

S'asseoir correctement est tout un art et constitue une étape majeure pour les bébés ; comme pour les autres étapes de son développement, il ne faut pas brusquer ni presser votre bébé. Il n'existe pas de mode d'emploi pour apprendre à s'asseoir et vous ne pouvez l'aider qu'en étant attentif à ses efforts et en améliorant son équilibre et sa vigueur grâce aux massages.

Continuer à masser votre bébé risque de devenir une entreprise ardue lorsqu'il saura s'asseoir tout seul. Il est probable qu'il n'aura pas envie de rester couché pour se faire masser alors qu'il a découvert une nouvelle position. Il faudra alors vous adapter à ses nouvelles capacités pour qu'il continue à bénéficier des vertus des massages.

L'aider à s'asseoir

Durant ses premières semaines, votre bébé n'a pas la force de soutenir sa tête et si vous tentez de le mettre en position assise, il projettera sa tête vers l'avant et son dos s'arrondira. C'est pour lui une position inconfortable et dommageable, qui affaiblit la colonne vertébrale et peut affecter sa respiration et sa digestion.

Vers deux ou trois mois, votre bébé aura développé suffisamment de vigueur dans le cou et les épaules pour commencer à pouvoir s'asseoir sans danger. Lorsqu'il est capable de redresser la tête dans l'alignement de sa poitrine quand il est à plat ventre, il est prêt à aborder l'apprentissage de la position assise – avec votre aide.

Pour qu'il puisse rester assis confortablement pendant un certain temps, ses hanches doivent être suffisamment souples pour qu'il puisse s'asseoir les jambes vers l'avant. Cette position rend possibles tous les mouvements de la colonne vertébrale vers l'avant. Sa poitrine restant dégagée et son ventre détendu, la respiration est profonde et favorise une bonne digestion.

Une fois la position maîtrisée, votre bébé pourra passer plusieurs heures par jour assis avec le dos bien droit. Il accomplira bien d'autres prouesses dans cette position.

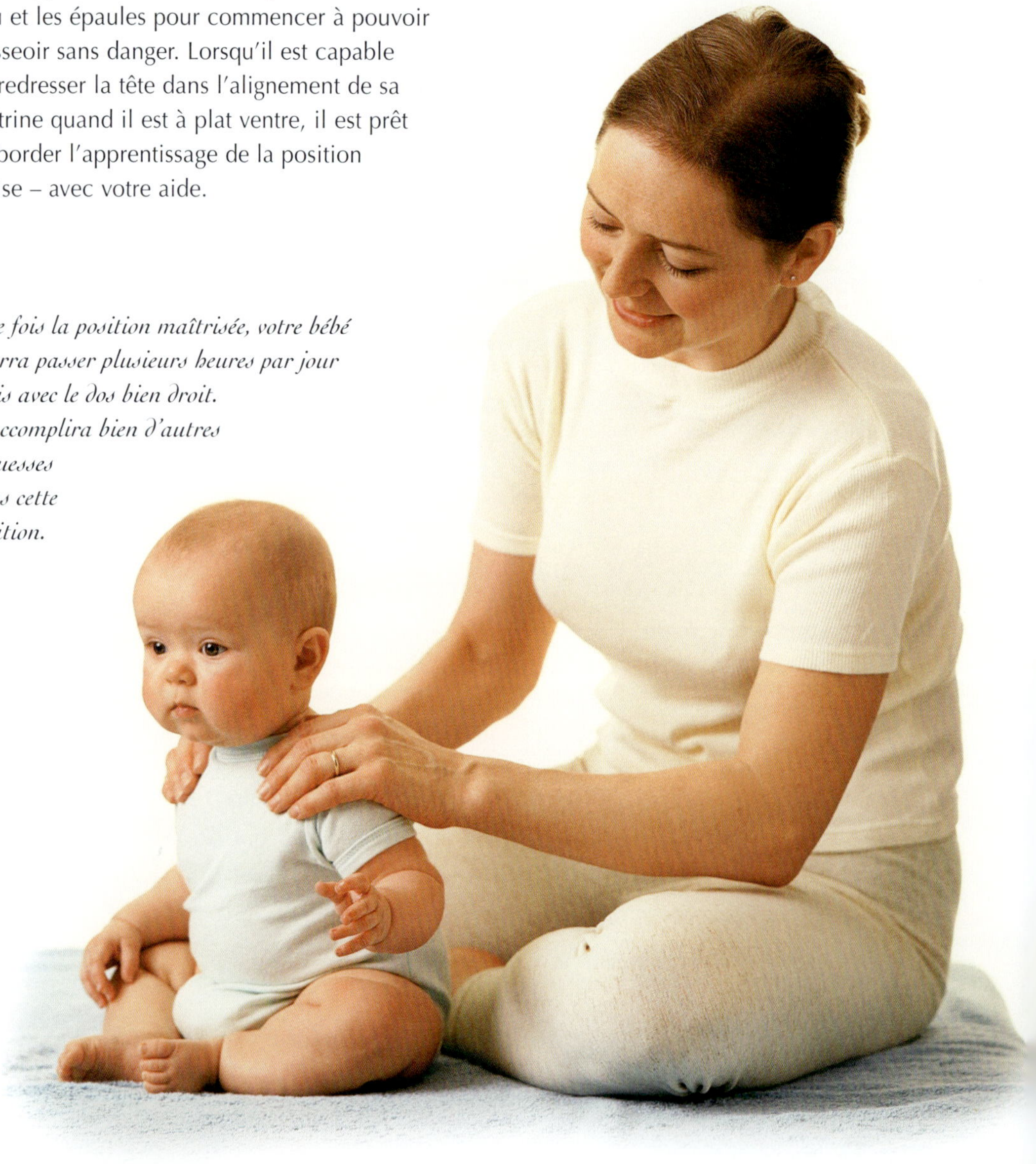

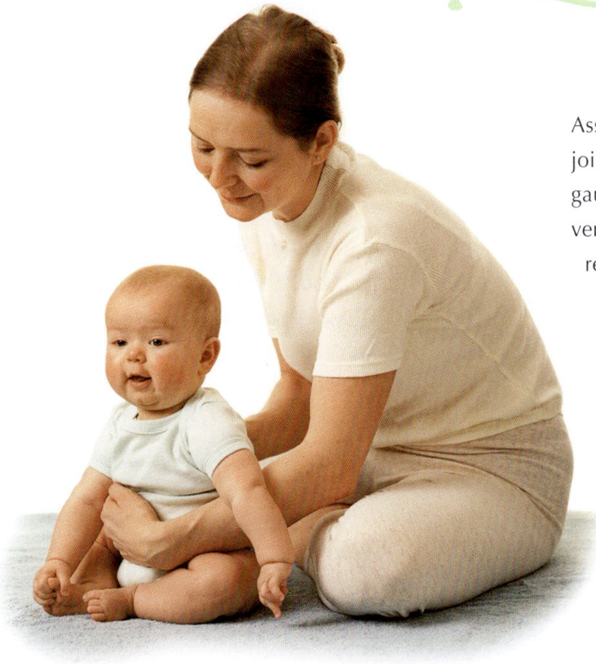

1

Asseyez votre bébé genoux écartés et pieds presque joints. Agenouillez-vous derrière lui et glissez votre main gauche autour de sa poitrine afin qu'il puisse se pencher vers l'avant en s'appuyant sur votre paume, son poids reposant sur l'arrière de ses jambes.

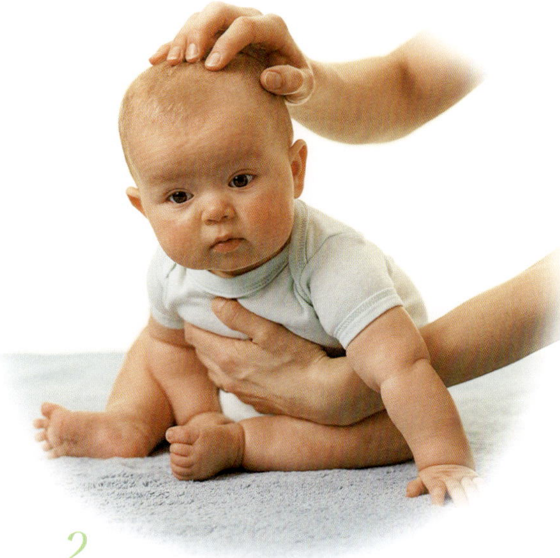

2

Pour détendre votre bébé, massez-lui doucement le crâne avec les doigts de la main droite.

- *Continuez pendant environ 20 secondes.*

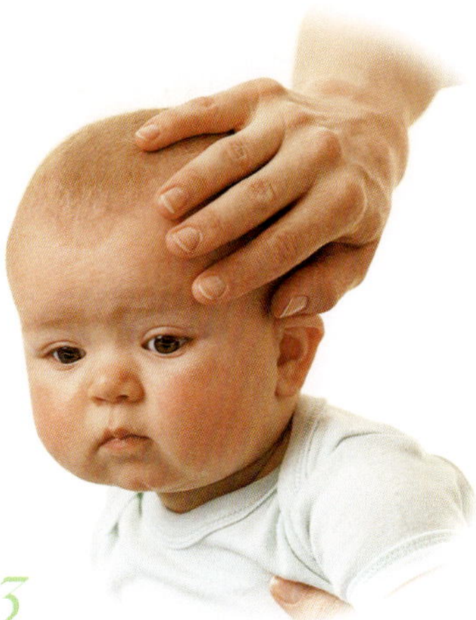

3

Ouvrez la main, et effleurez toute la tête avec la paume.

- *Continuez pendant environ 20 secondes.*

4

En utilisant le poids de votre main détendue, massez son dos, de la nuque jusqu'en bas de la colonne vertébrale. Cela l'incitera à faire porter son poids sur l'arrière de ses cuisses et à étirer son dos pour acquérir une bonne posture.

- *Continuez pendant environ 20 secondes.*

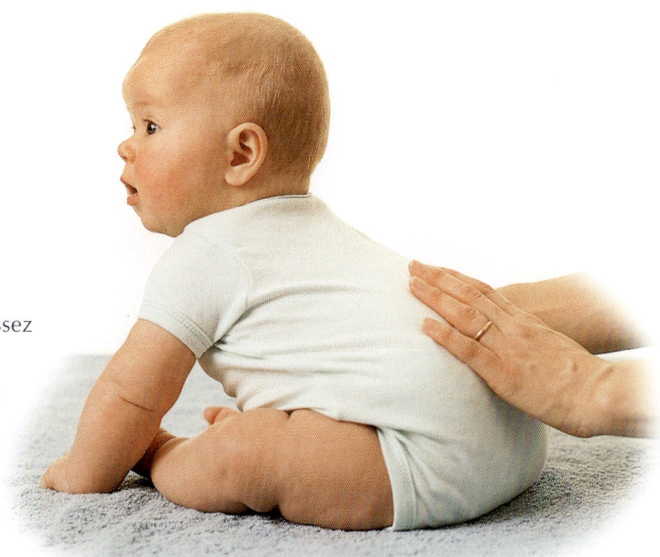

Assis avec appui

Votre bébé a gagné de la vigueur grâce aux moments passés à plat ventre durant ses périodes d'éveil. Vous saurez qu'il est capable de mieux maîtriser la position assise quand il pourra se relever sur ses avant-bras et ses mains lorsqu'il est à plat ventre. S'il essaie de s'asseoir sans maintien à ce stade, il tombera vers l'arrière, vers l'avant par-dessus ses pieds ou sur le côté ; vous devez donc bien le caler de tous côtés. Dans sa position favorite – genoux écartés et pieds joints –, placez un coussin sur ses jambes et deux autres coussins de chaque côté de son corps pour former un triangle. Enlevez les coussins, et massez-le pour affermir sa position, en vous assurant qu'il fait bien porter son poids sur l'arrière de ses cuisses.

Assurez-vous que votre bébé est entièrement entouré de coussins car il peut basculer de tous côtés.

Ne laissez jamais votre bébé assis sans surveillance, même entouré de coussins.

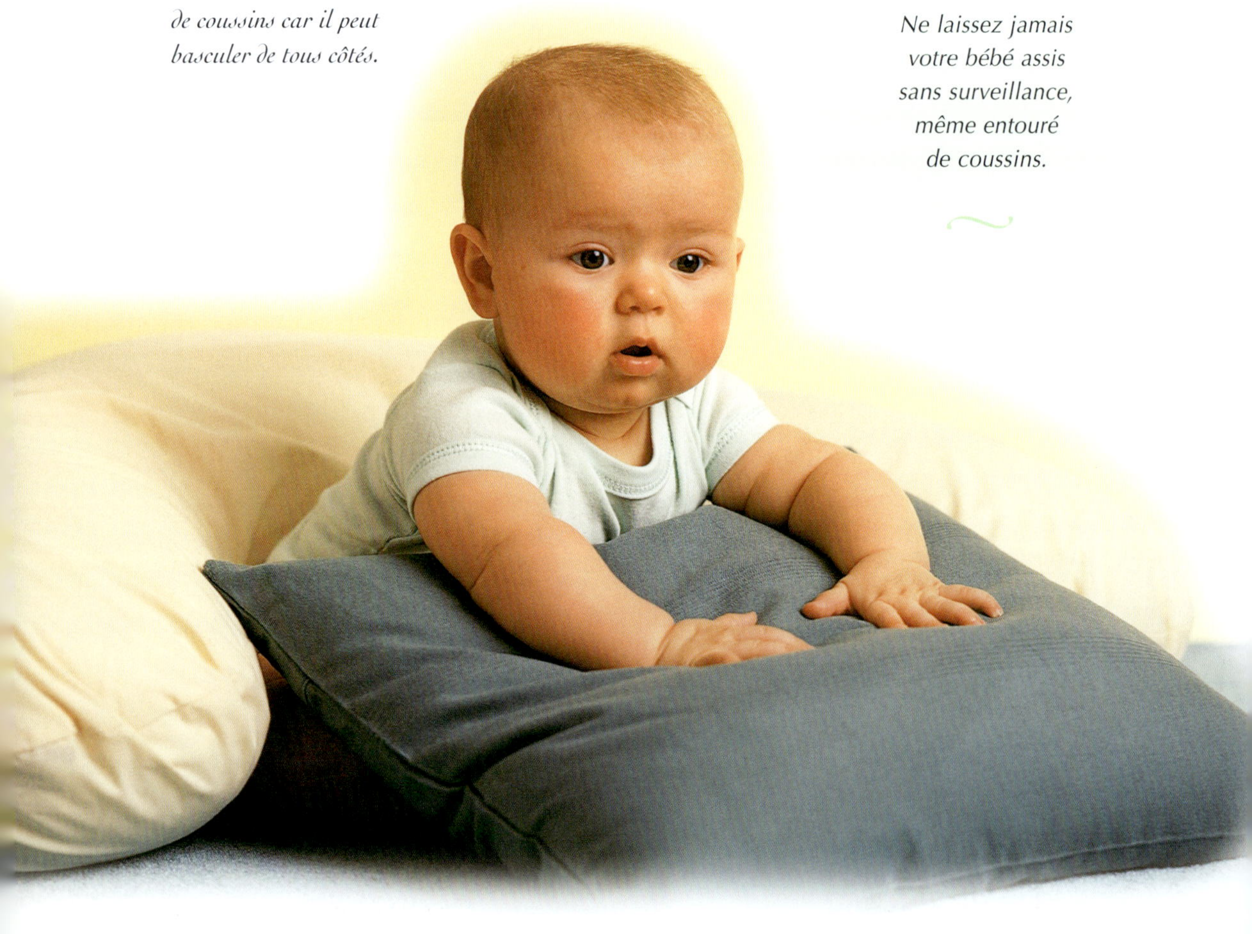

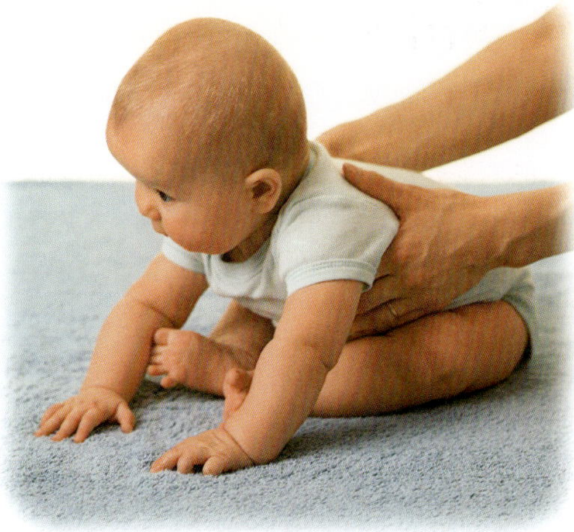

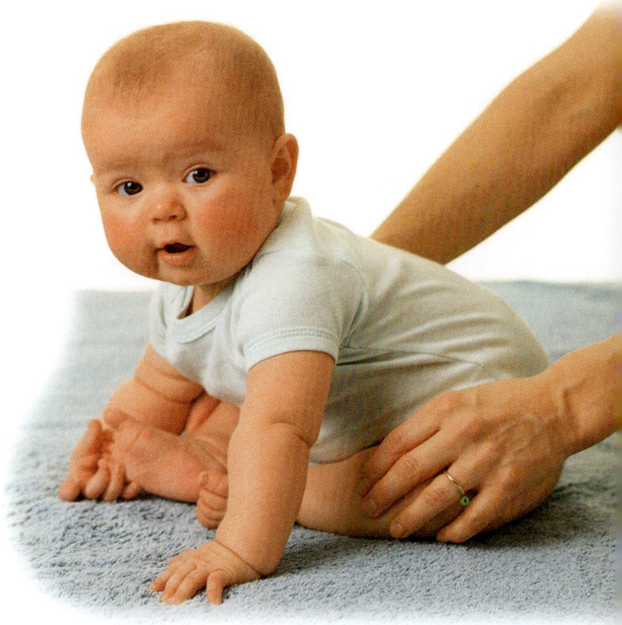

1

Enlevez les coussins et laissez votre bébé se pencher vers l'avant et prendre appui sur ses bras tendus, aussi longtemps qu'il ne semble pas gêné par la posture. Vous pouvez le maintenir légèrement autour de la poitrine pour le stabiliser.

2

Posez ensuite les mains sur ses genoux et ses cuisses pour l'empêcher de basculer vers l'avant tout en le laissant prendre appui sur ses bras.

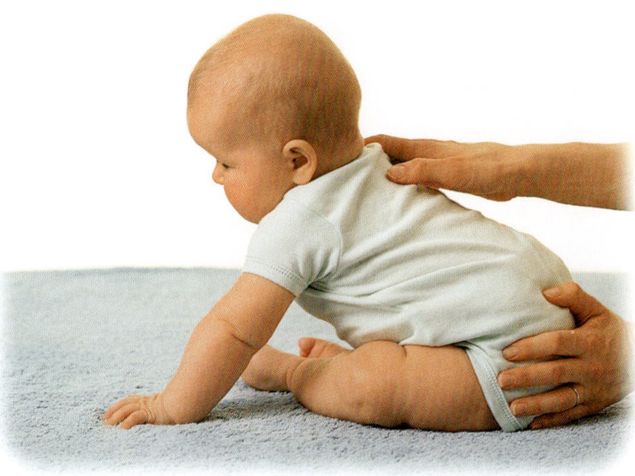

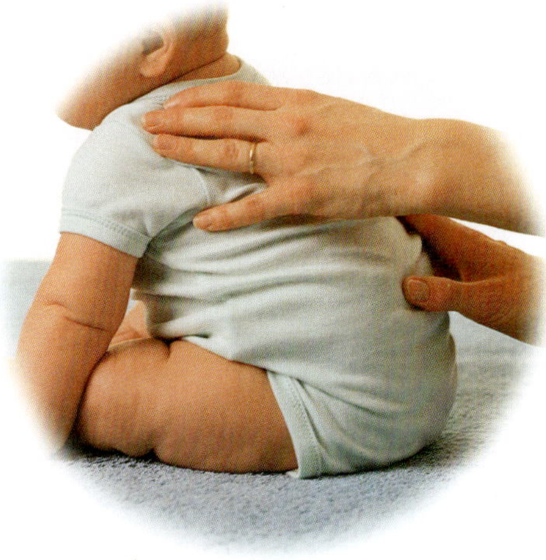

3

Conservez la position de l'étape 2 jusqu'à ce que votre bébé semble bien assuré, puis maintenez-le d'une main et appuyez sur l'arrière de ses hanches avec l'autre main afin de « l'ancrer » dans le sol.

4

Une fois que votre bébé est bien dans cette position, commencez à lui masser le dos en alternant les mains, et en insistant sur l'arrière de ses hanches et la base de la colonne vertébrale.

Assis sans appui

Vous saurez que votre bébé est prêt à s'asseoir sans support quand il pourra se redresser sur ses mains avec les bras tendus à partir de la position à plat ventre. Au début, il sera incapable de s'asseoir ou de quitter la position assise sans votre aide, mais après quelques semaines de pratique, il aura acquis l'équilibre nécessaire pour rester assis pendant de brèves périodes sans le support de ses bras. Il atteindra ce stade aux alentours de sept mois, mais il aura encore besoin de surveillance.

Lorsqu'il maîtrisera bien la position assise, il commencera à regarder le monde avec un œil nouveau. Il cherchera à atteindre ses jouets favoris, sera capable de saisir une tasse ou un biscuit et tendra les bras vers vous pour que vous le preniez.

Les massages peuvent alors aider votre enfant à consolider sa position et à acquérir la confiance nécessaire pour s'asseoir seul. Tout en l'aidant, vous pouvez conserver certains éléments de la séance de massage général, en modifiant certaines techniques pour les adapter à votre bébé assis et en vous concentrant sur celles qui sont les plus profitables à cette étape de son développement.

C'est une acquisition importante pour votre enfant, aussi ne le bousculez pas et ne l'incitez pas à ramper s'il n'en a pas envie. C'est lui qui décidera s'il est prêt à aller de l'avant.

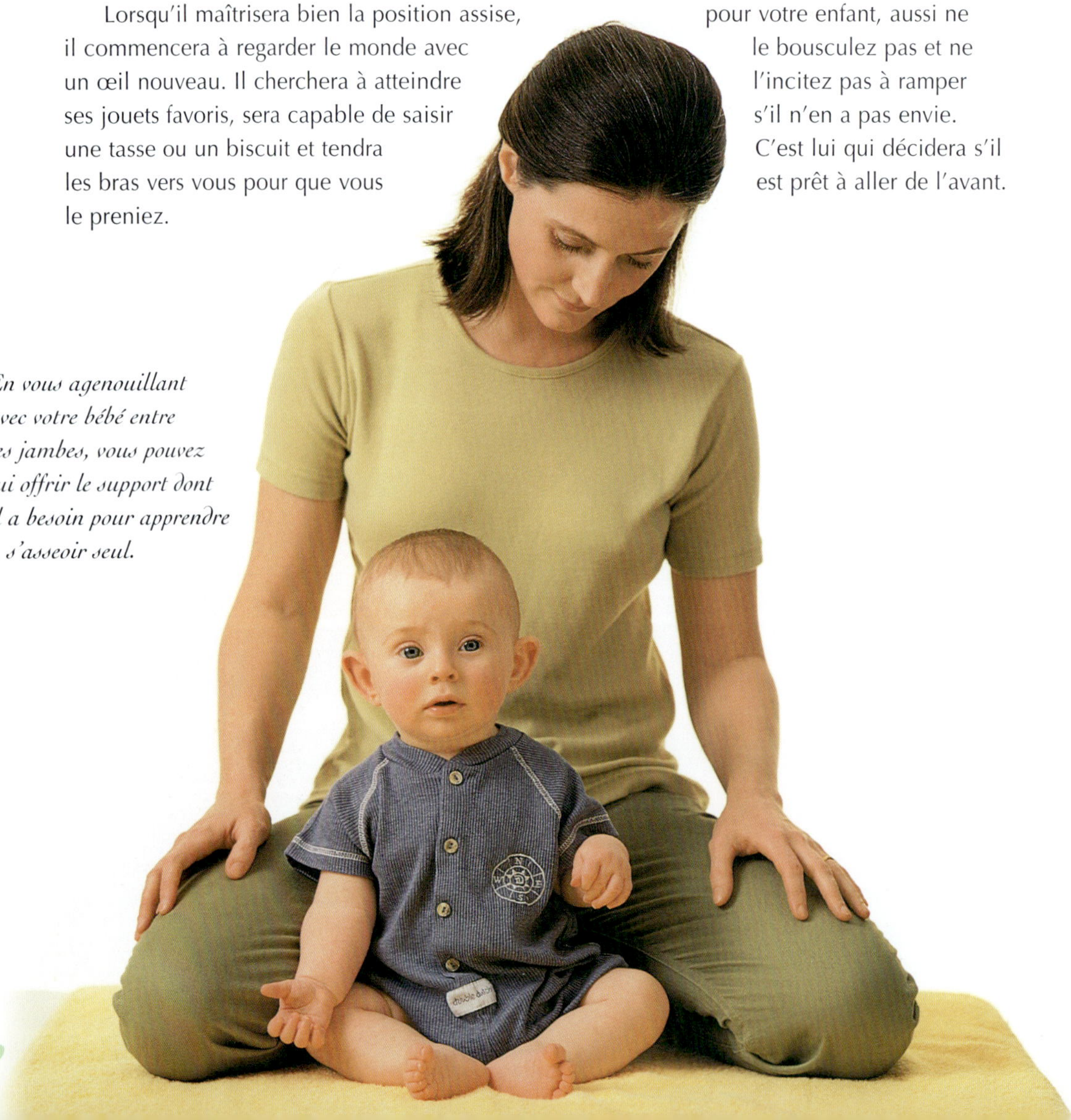

En vous agenouillant avec votre bébé entre les jambes, vous pouvez lui offrir le support dont il a besoin pour apprendre à s'asseoir seul.

1

Agenouillez-vous derrière votre bébé assis et, en alternant les mains, massez-lui le dos, les hanches et le haut des jambes.

• *Continuez pendant environ 20 secondes.*

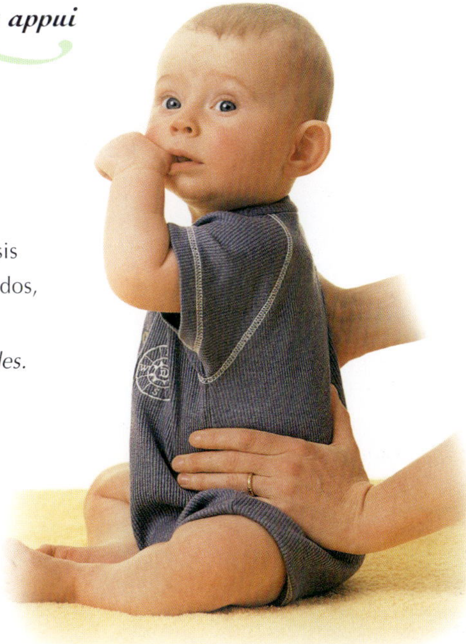

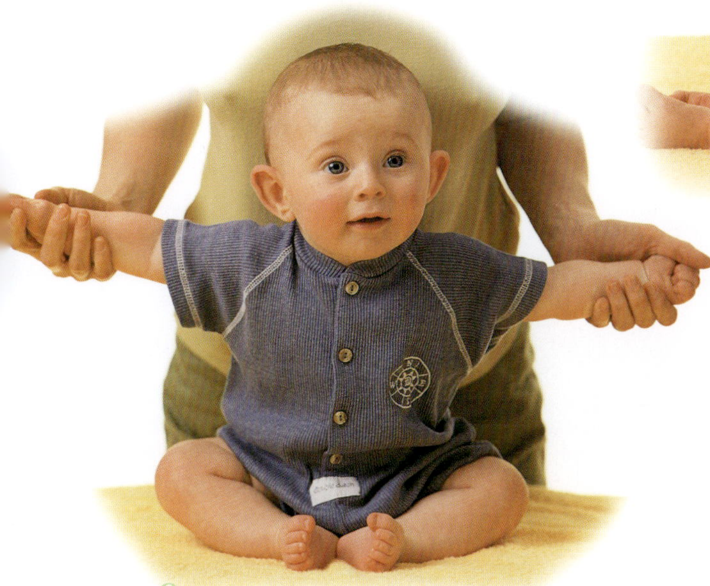

2

Massez ses épaules, puis enchaînez en tendant ses bras vers le bas et ensuite sur les côtés. Cela l'aidera à améliorer l'équilibre du haut de son corps. Vous pouvez enduire vos mains d'huile de massage pour qu'elles glissent plus facilement.

• *Continuez pendant environ 20 secondes.*

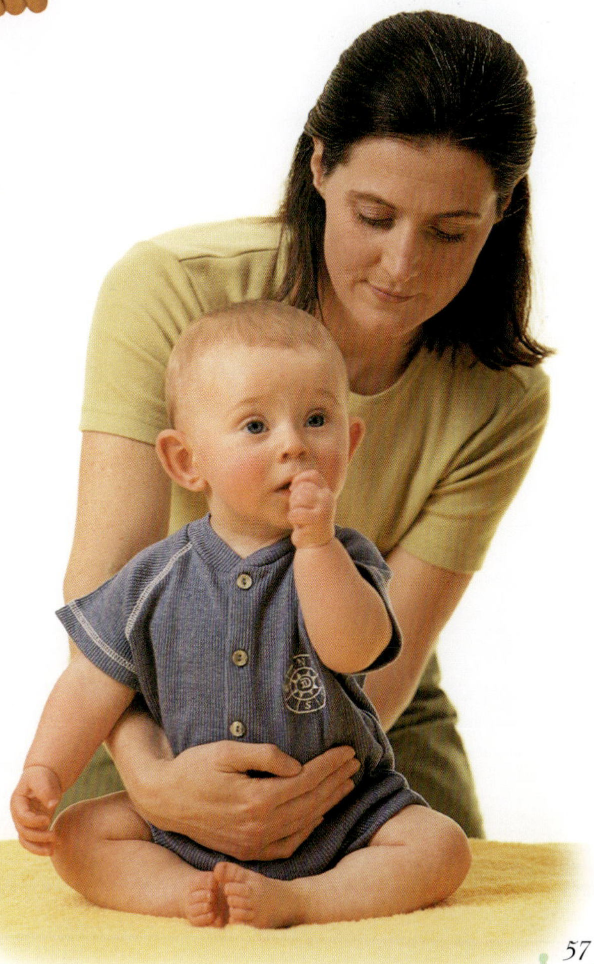

3

D'une main détendue, massez son ventre dans le sens des aiguilles d'une montre. Cela l'aidera à garder un abdomen souple maintenant qu'il passe de plus en plus de temps en position assise. Ne pratiquez pas ce massage juste après un repas.

• *Continuez pendant environ 20 secondes.*

Assis à la japonaise

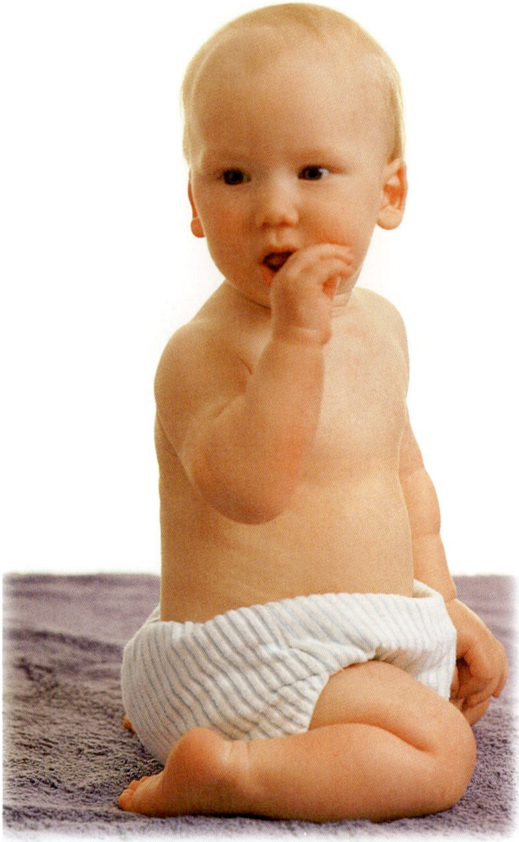

Quand votre bébé maîtrisera parfaitement la position assise et sera prêt à marcher à quatre pattes, il se penchera vers l'avant et se retrouvera tout naturellement sur les mains et les genoux. Au début, il retombera assis à chaque tentative, mais il apprendra vite à serrer les genoux et se retrouvera assis entre ses pieds, une posture japonaise traditionnelle. C'est une manière fréquente de faire la transition entre la position assise et la marche à quatre pattes ; votre bébé peut désormais la préférer à la position assise classique.

Il faudra choisir les bons moments pour masser votre bébé dans cette position. En effet, depuis qu'il devient plus autonome, il accepte moins facilement de rester immobile pendant de longues périodes.

Certains bébés adoptent cette posture en tournant les pieds vers l'extérieur. Si c'est le cas du vôtre, essayez de tourner doucement ses pieds vers l'intérieur – c'est préférable pour ses genoux et ses hanches.

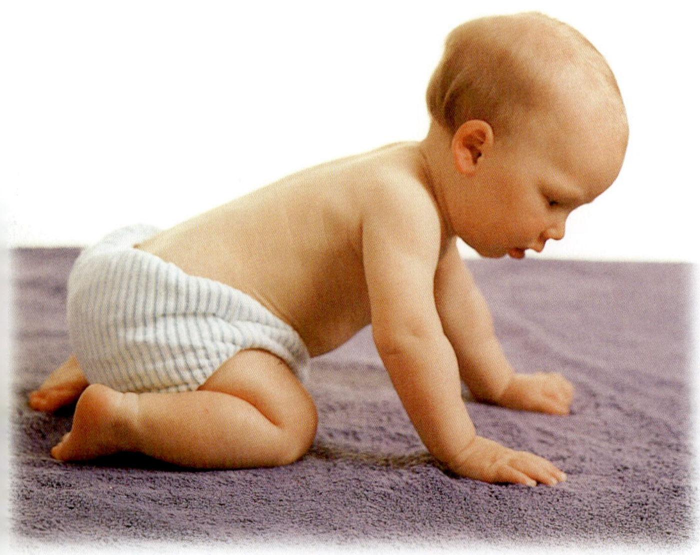

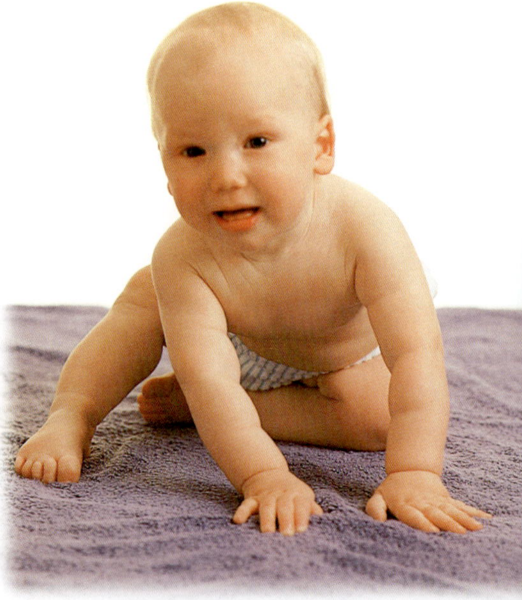

Assis à la japonaise

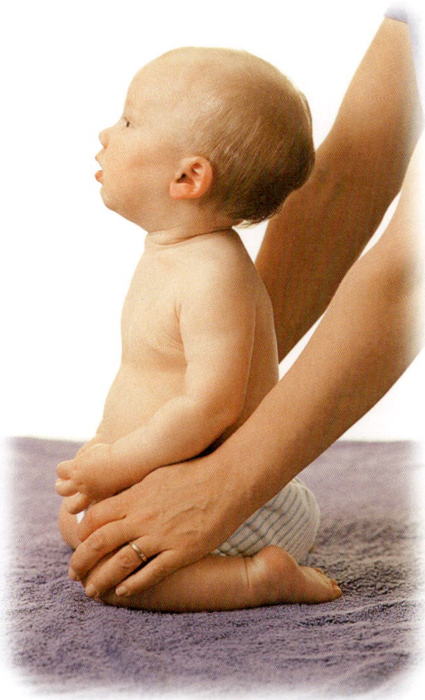

1

Pour détendre les muscles antérieurs de ses cuisses, asseyez-vous derrière votre bébé et massez le dessus de ses cuisses, des genoux aux hanches, en alternant vos mains que vous avez enduites d'huile.

- *Continuez pendant environ 20 secondes.*

2

Essayez maintenant d'inciter votre bébé à s'incliner vers vous selon un angle d'environ 30°. Cela détendra encore les muscles de ses cuisses et renforcera le bas de son dos.

- *Continuez pendant environ 20 secondes.*

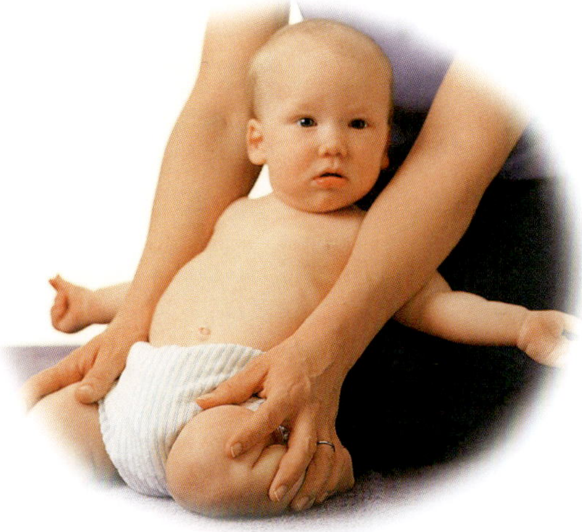

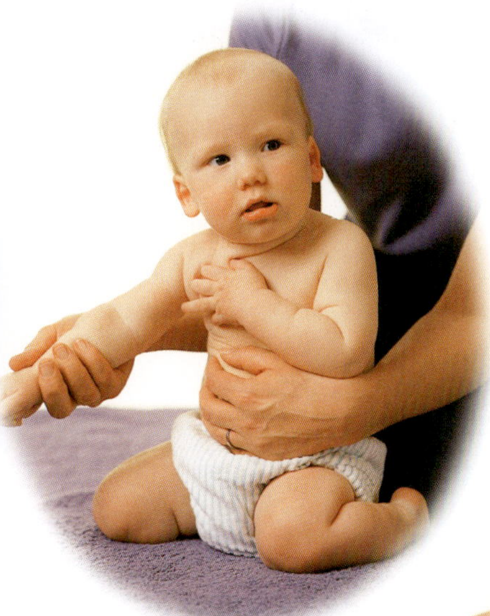

3

Laissez votre bébé revenir à sa position antérieure. Avec votre main en coupe, massez son ventre dans le sens des aiguilles d'une montre en un mouvement circulaire. Vous faciliterez ainsi sa digestion.

- *Continuez pendant environ 20 secondes.*

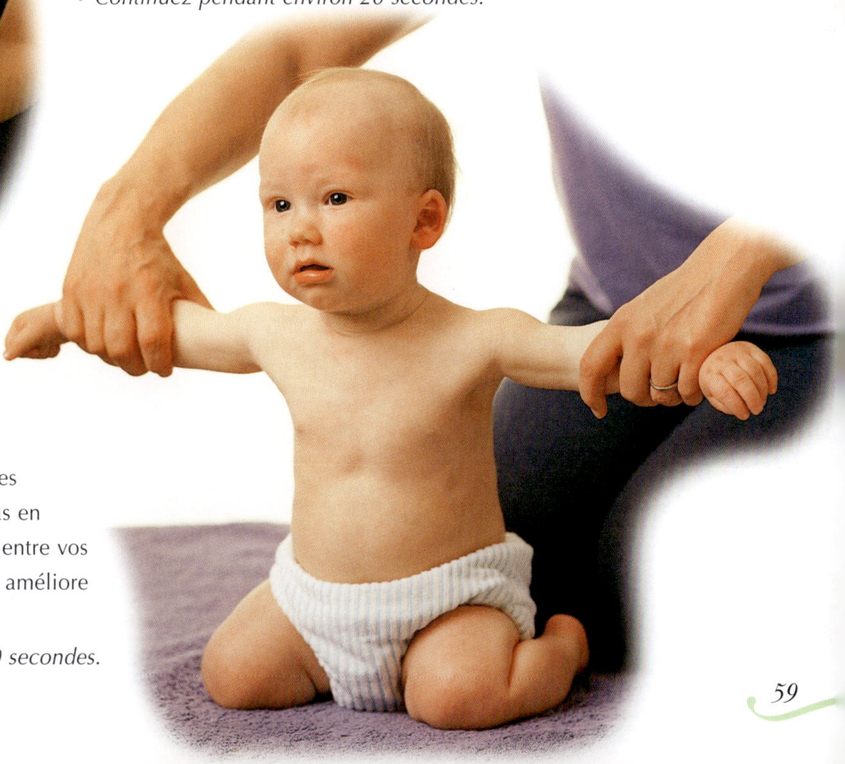

4

Posez les mains sur ses épaules, puis faites-les glisser le long de ses bras en les tirant à l'horizontale entre vos paumes. Ce mouvement améliore son équilibre.

- *Continuez pendant 20 secondes.*

Mobilité et gymnastique douce

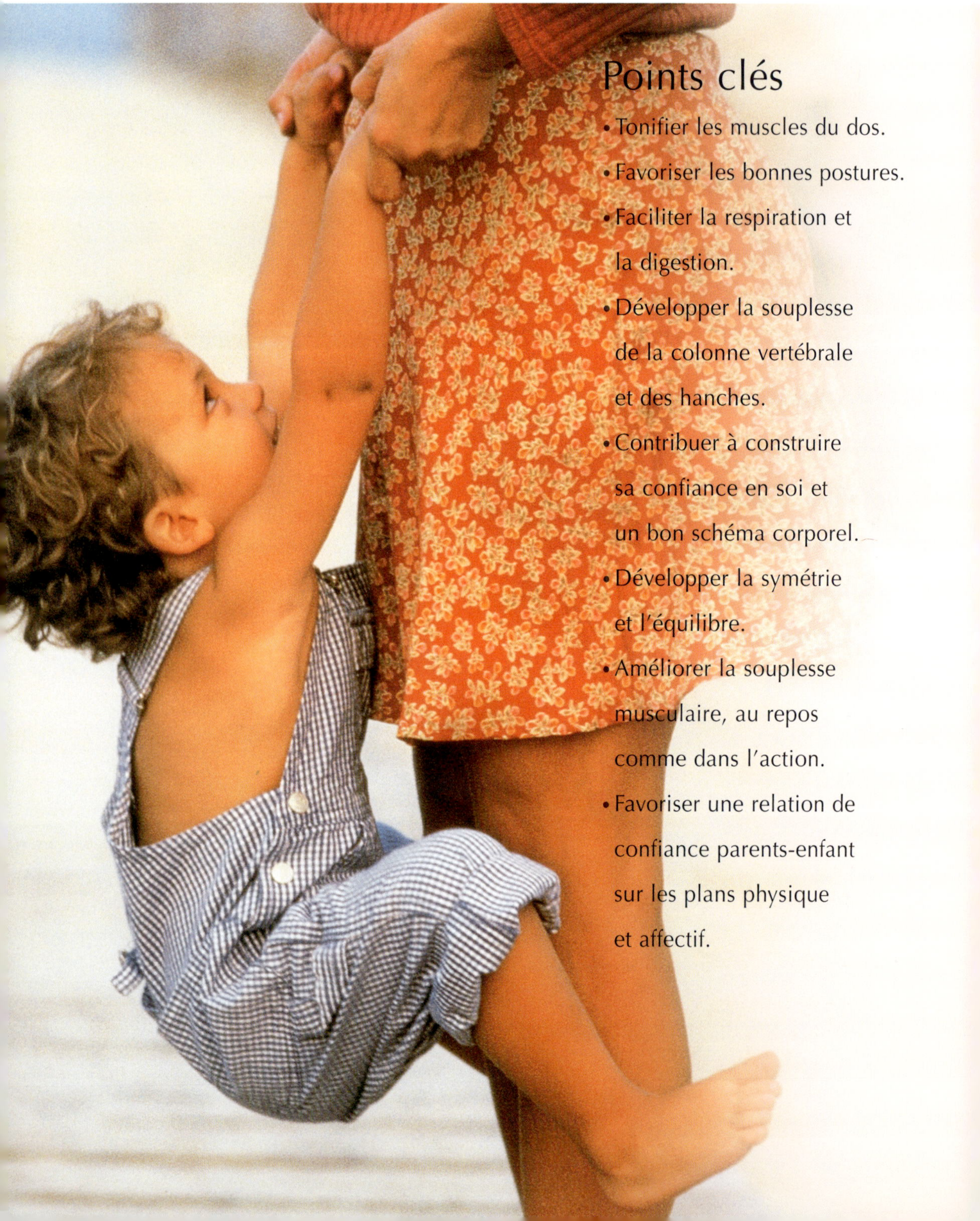

Points clés

- Tonifier les muscles du dos.
- Favoriser les bonnes postures.
- Faciliter la respiration et la digestion.
- Développer la souplesse de la colonne vertébrale et des hanches.
- Contribuer à construire sa confiance en soi et un bon schéma corporel.
- Développer la symétrie et l'équilibre.
- Améliorer la souplesse musculaire, au repos comme dans l'action.
- Favoriser une relation de confiance parents-enfant sur les plans physique et affectif.

Lorsque votre bébé sera capable de s'asseoir seul, il ne va pas tarder à ramper, à s'accroupir, à se lever et à marcher. Désormais capable de toute une gamme de mouvements différents, votre enfant va rapidement se fortifier et, à force de déplacer son corps d'un endroit à un autre, il va devenir un véritable petit « haltérophile ». Plus son corps sera lourd, plus il va développer sa force et, comme les haltérophiles, plus il va perdre de sa souplesse.

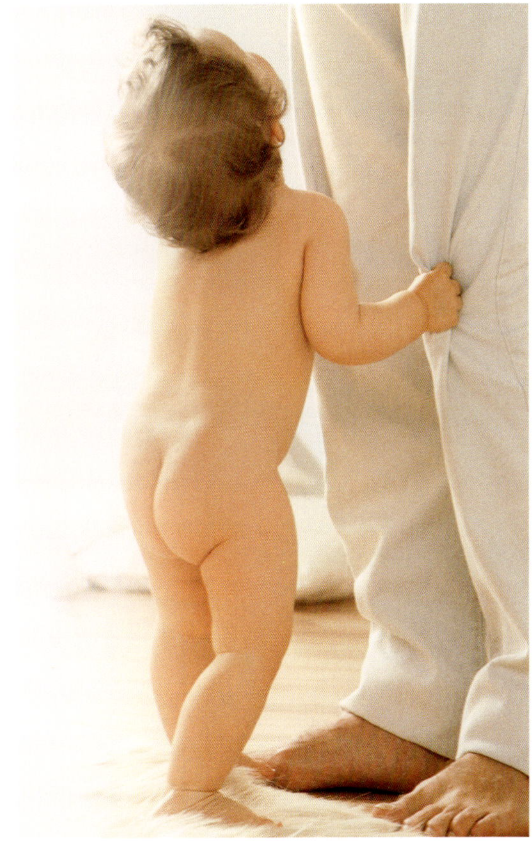

Un bébé qui commence à ramper, à se mettre debout et à marcher n'est guère réceptif aux massages, mais les exercices de gymnastique douce présentés dans ce chapitre vous permettront de continuer à influencer positivement son développement tout en le laissant libre de bouger à sa guise. Proposés sous forme de jeux, ils aideront votre enfant à conserver une bonne posture et une excellente tonicité. Cela vous permettra en outre de renforcer la relation privilégiée que vous entretenez avec votre bébé, à l'image de l'amour et de l'affection que vous vous portez l'un à l'autre.

Tout comme les massages, ces exercices ne doivent jamais être imposés, et rien ne vous oblige à les pratiquer tous en même temps. Il vaut mieux les proposer un par un pour vous assurer que votre bébé les apprécie réellement. Vous pourrez par la suite les lui faire pratiquer une ou deux fois par semaine.

Développer sa mobilité

Bien que la majorité des bébés rampent avant de marcher, certains d'entre eux marchent sans avoir jamais rampé. Habituellement, les bébés qui ne rampent pas sont ceux qui n'ont pas passé assez de temps en position à plat ventre, ce qui les a rendus peu à l'aise pour se déplacer à quatre pattes. Ces bébés se propulsent souvent sur leur derrière en position assise avec beaucoup d'efficacité.

Lorsqu'ils sont prêts à ramper, les bébés habitués à la position à plat ventre basculent en avant à partir de la position assise pour se retrouver à quatre pattes. Leurs premières tentatives pour se déplacer les font souvent avancer à reculons, mais après un peu de pratique, ils coordonnent leurs gestes pour aller de l'avant.

À partir de ce moment-là, ils progressent généralement sur les mains et les genoux, mais certains bébés se déplacent sur les mains et les pieds, un peu à la manière des ours.

En même temps qu'un bébé commence à ramper, il fait parfois ses premières tentatives pour se mettre debout. À mesure que ses forces et son assurance se développeront, il passera à la position debout en prenant appui sur des objets divers et en s'aidant des muscles des jambes. Lorsqu'il sera capable de lever et baisser une jambe à la fois, il commencera à marcher « en crabe » autour des pièces en s'agrippant aux meubles, avant de marcher vers l'avant en se tenant à vos mains.

À ce stade, il y a plusieurs manières d'aider votre enfant à prendre confiance en soi et à développer pleinement ses capacités motrices.

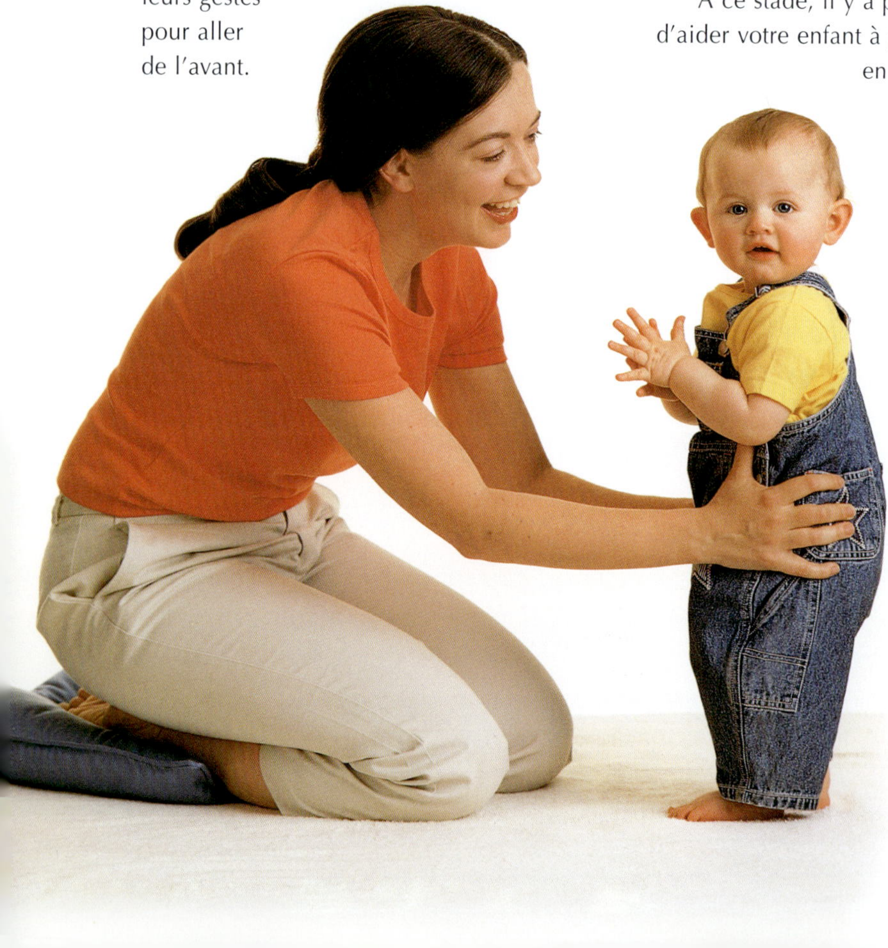

Préparation

Lorsque votre bébé sait s'asseoir seul, mettez-vous à genoux et asseyez-le à califourchon sur votre cuisse. Laissez-le se lever et s'accroupir à sa guise avec les pieds de part et d'autre de votre jambe. Cette position lui permet d'aligner ses hanches, ses genoux et ses chevilles dans une posture symétrique.

- *Continuez aussi longtemps que vous et votre bébé le désirez.*

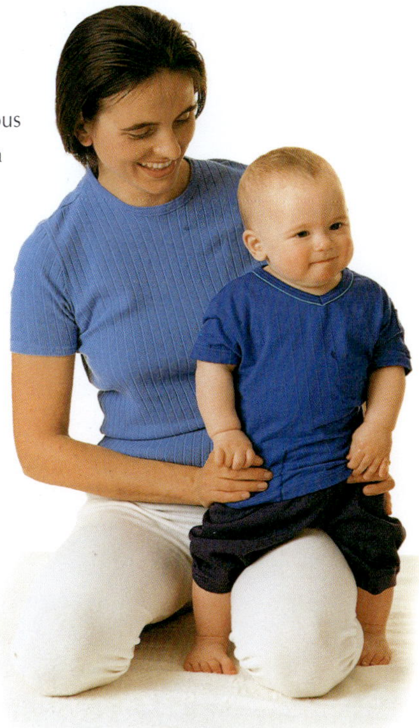

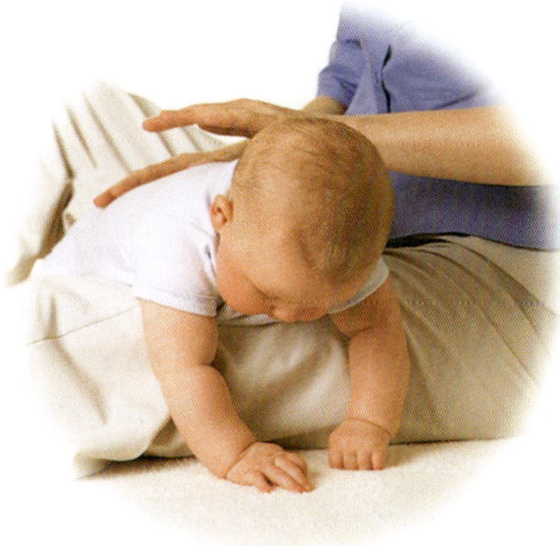

Ramper

Pour encourager votre bébé à ramper, balancez-le doucement d'avant en arrière en travers de vos cuisses.

- *Continuez aussi longtemps que vous et votre bébé le désirez.*

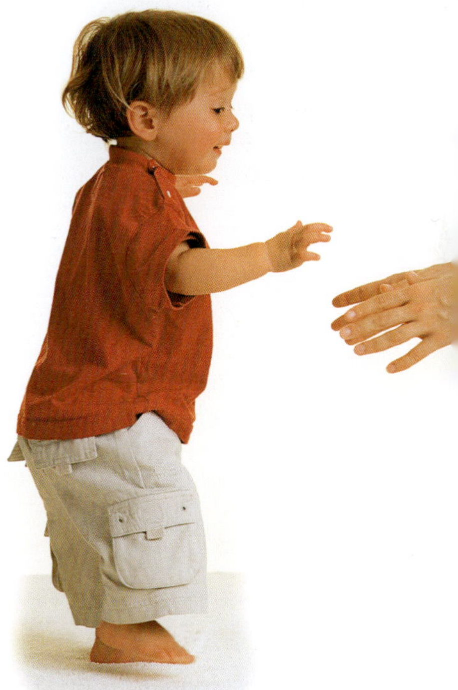

Se mettre debout

Mettez votre bébé sur ses pieds et maintenez-le par la taille. Pesez doucement sur ses hanches pour améliorer son équilibre. Vous pouvez également poser les mains sur ses cuisses et tirer vers le bas.

- *Continuez aussi longtemps que vous et votre bébé le désirez.*

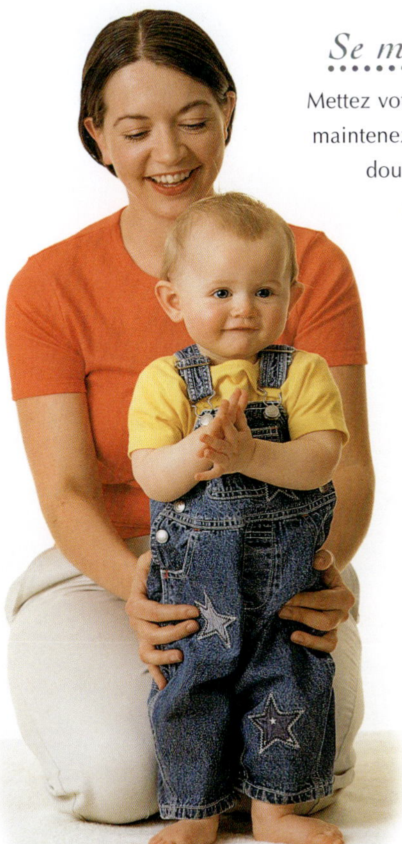

Marcher

Lorsque votre bébé se tient debout, encouragez-le à marcher. Asseyez-vous sur le sol face à une autre personne. Vous devez être assez proches l'un de l'autre pour toucher vos mains tendues. Placez le bébé entre vous deux et appelez-le tour à tour pour le faire marcher entre vous.

- *Continuez aussi longtemps que vous et votre bébé le désirez.*

La balançoire

Quand ils s'assoient sur le sol, beaucoup d'adultes ont tendance à courber leur colonne vertébrale et à faire porter leur poids sur le bas du dos. Cette position est inconfortable et se révèle vite fatigante ; mauvaise pour le dos, elle peut affecter les fonctions respiratoire et digestive.

Grâce à ce simple exercice de balançoire, votre bébé pourra développer la force et la souplesse qui lui permettront de s'asseoir en faisant porter son poids sur l'arrière de ses cuisses. Cela soulagera sa région lombaire et l'aidera à conserver une bonne posture assise. Ses organes internes en bénéficieront directement, car dans cette position, sa poitrine est ouverte et son ventre détendu, favorisant une respiration profonde et une bonne digestion.

Autre avantage immédiat de cette position : elle entretient la souplesse de la colonne vertébrale, permettant à votre bébé de se pencher facilement en avant pour atteindre sans difficulté ses jouets préférés.

Lorsque votre bébé passera à la position debout, il risque de perdre une partie de sa souplesse et, par là même, sa bonne posture assise. Pour cette raison, le mouvement présenté ici est important car il lui permet de conserver la souplesse de ses hanches et de garder une posture correcte en grandissant.

Cet exercice deviendra rapidement un jeu pour votre enfant qui l'appréciera et l'attendra avec impatience – si vous l'oubliez, il ne manquera pas de vous le rappeler.

Lorsque vous effectuez cet exercice, assurez-vous que vos bras restent sous ceux de votre bébé et au-dessus de ses jambes.

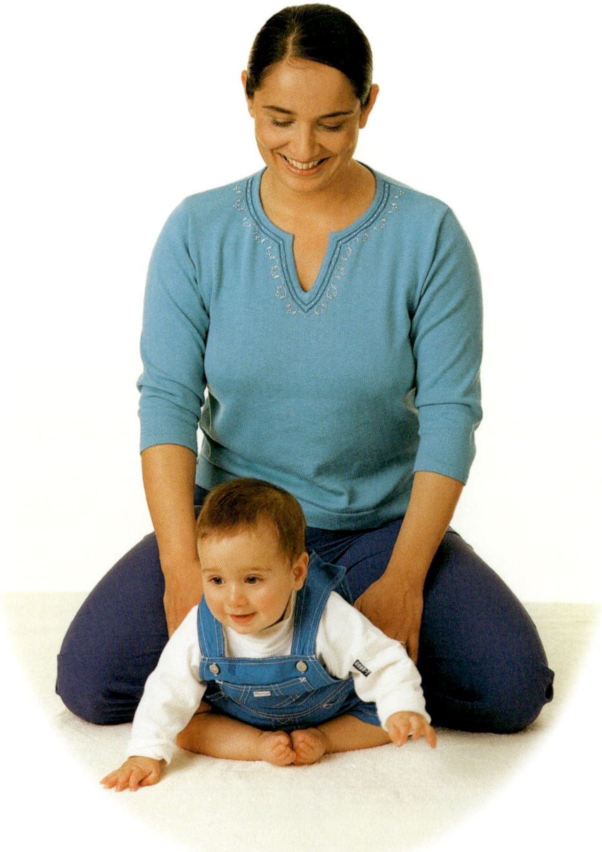

Voici la première position assise de votre enfant – les pieds sont joints, les genoux écartés, les jambes et les hanches parfaitement symétriques.

La balançoire

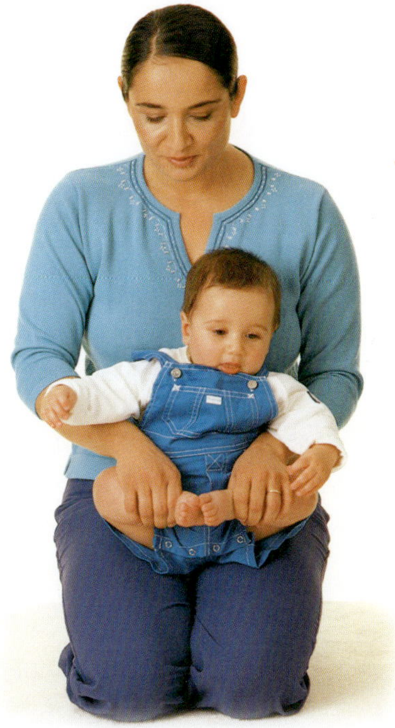

1

Asseyez votre bébé sur vos cuisses en passant vos bras sous les siens et au-dessus de ses jambes. Mettez ses plantes de pieds face à face et soulevez-les devant son corps. Tapez-les l'une contre l'autre et balancez doucement votre enfant d'un côté à l'autre.

- *Continuez pendant environ 20 secondes.*

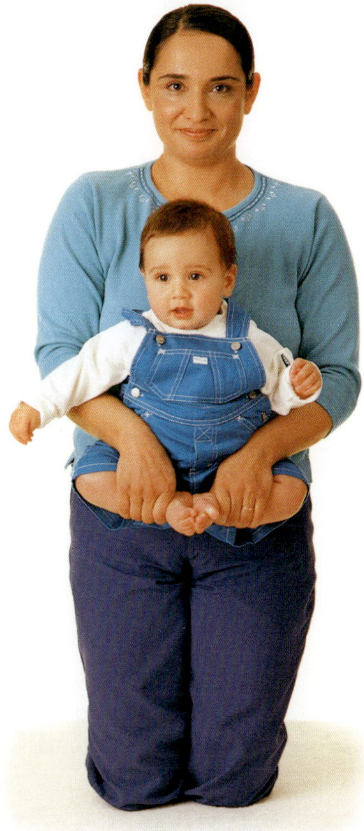

2

Soulevez-vous sur vos genoux en tenant votre bébé par les chevilles. Il se sentira en sécurité entre vos avant-bras.

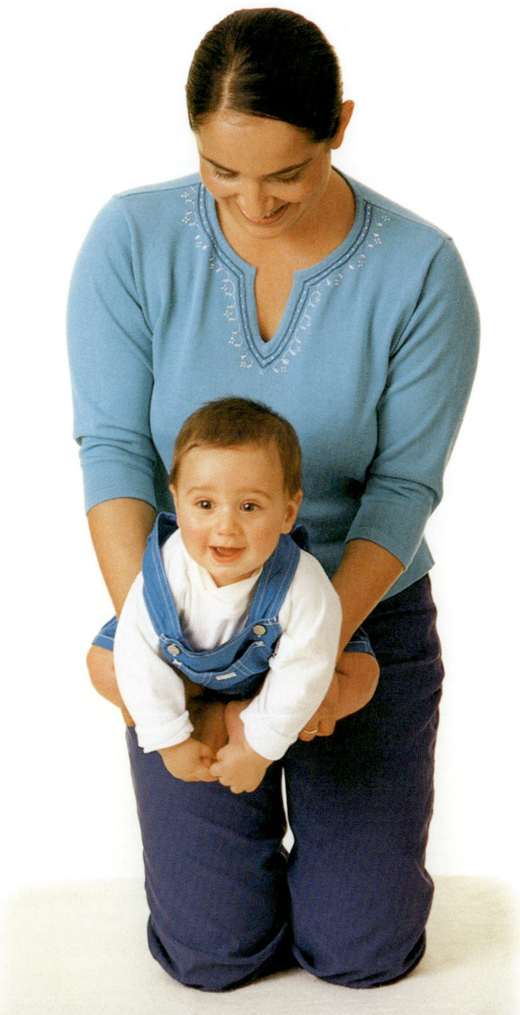

3

Commencez à balancer doucement votre enfant d'un côté à l'autre à cinq ou six reprises. Votre bébé va trouver son rythme et se détendre. Continuez à le balancer tout en le laissant se pencher en avant, son menton pointant vers ses pieds. Assurez-vous que vos bras restent sous les siens tout au long de l'exercice.

- *Continuez à le balancer 4 ou 5 fois.*

Des jambes souples et robustes

Les jambes de votre bébé doivent être assez robustes pour supporter son poids, tout en étant suffisamment souples pour lui permettre une grande variété de mouvements, comme s'asseoir, se lever, sauter ou courir.

Lorsqu'il commencera à découvrir ces différents mouvements et à trouver son équilibre, il développera sa confiance en soi et deviendra un peu plus indépendant.

À mesure que ses jambes se renforceront, il abandonnera sa démarche de « cow-boy » car les muscles de l'intérieur des cuisses se contracteront pour redresser les jambes. Dans le même temps, d'autres muscles posturaux – ceux des mollets, de la face antérieure des cuisses et des fesses – se développeront pour rendre ses jambes plus stables. Si ces muscles se tonifient sans être étirés, votre bébé perdra sa capacité d'exécuter certains mouvements. Par exemple, il ne pourra plus porter ses pieds à son visage et aura moins de liberté de mouvements en position assise.

Votre enfant a passé beaucoup de temps à maîtriser une large gamme de mouvements et il est bon de l'aider à les conserver lorsque ses jambes se musclent. Pratiqués une ou deux fois par semaine, ces exercices de gymnastique douce lui permettront de garder des articulations souples et une bonne posture.

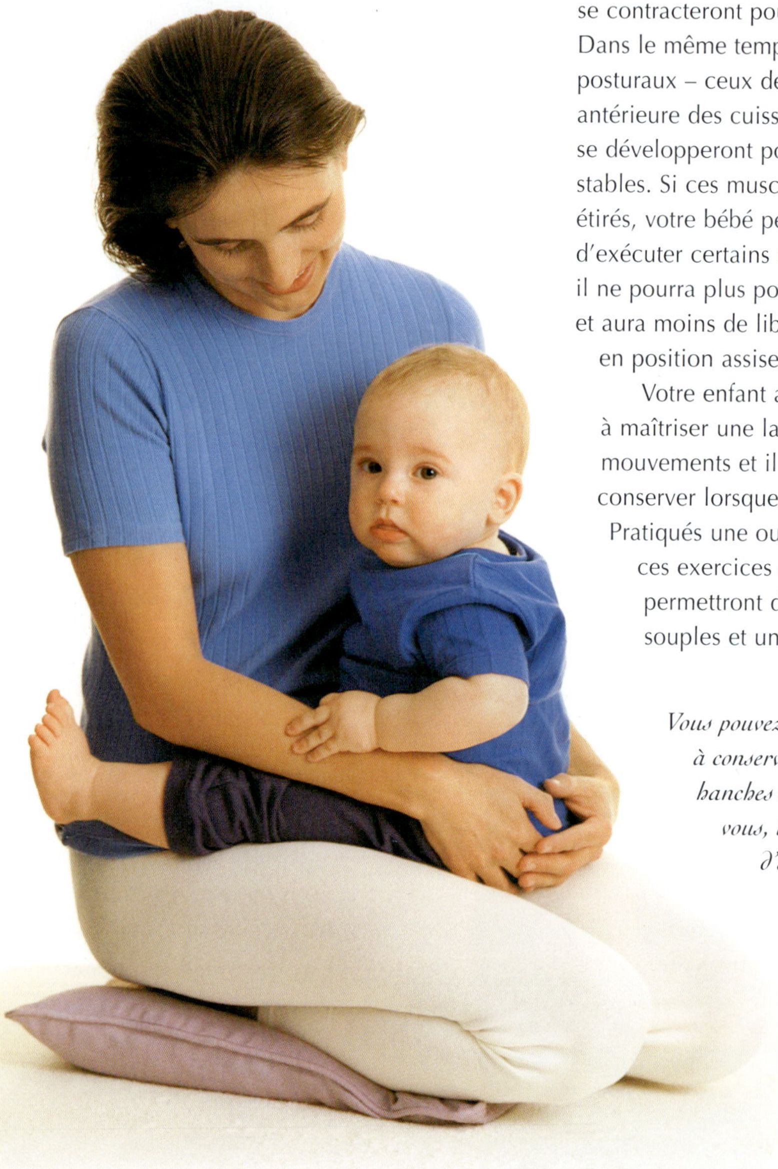

Vous pouvez aider votre bébé à conserver la souplesse de ses hanches en l'asseyant face à vous, les jambes de part et d'autre de vos hanches.

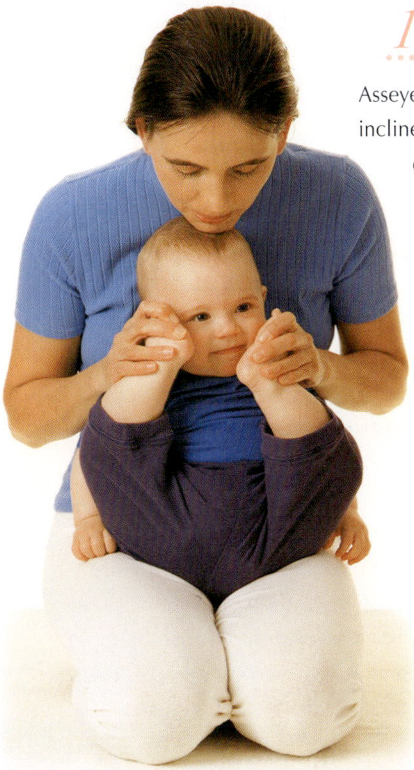

1

Asseyez votre bébé sur vos cuisses et inclinez-le légèrement en arrière tout en amenant ses pieds devant son visage. Chantonnez en le balançant d'un côté à l'autre.

- *Continuez pendant environ 30 secondes.*

2

Soulevez une jambe de votre bébé en laissant l'autre allongée sur votre cuisse. Frictionnez l'arrière de la cuisse soulevée tout en continuant à le balancer en chantant.

- *Continuez pendant 30 secondes. Inversez la position des jambes.*

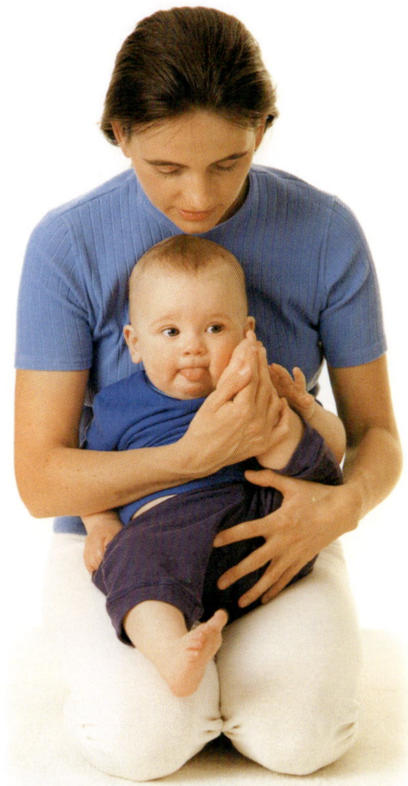

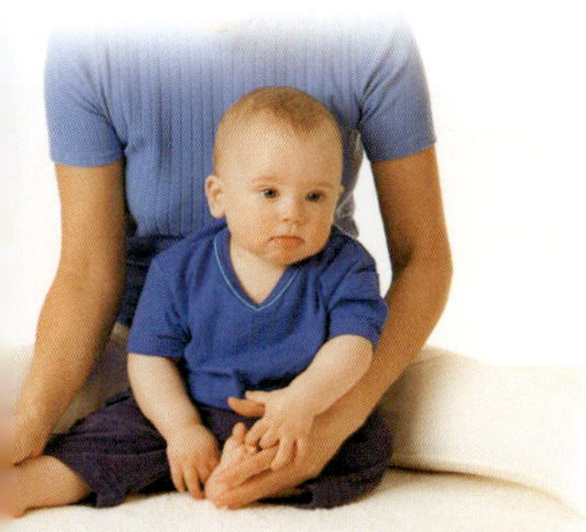

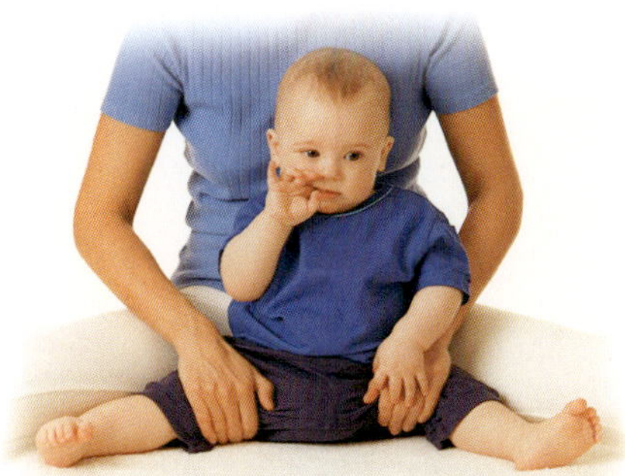

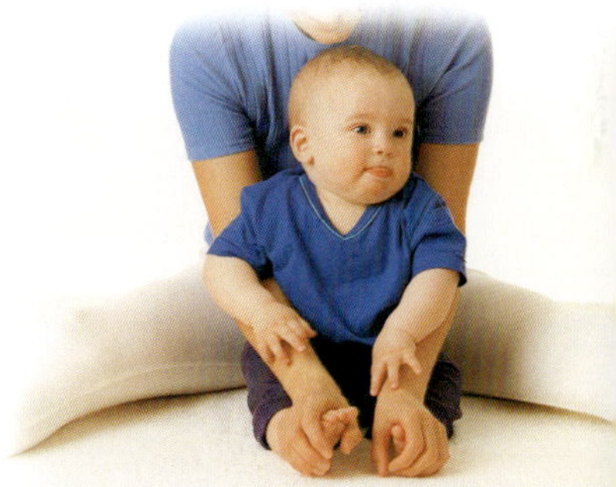

3

Asseyez votre bébé entre vos cuisses, jambes écartées. Amenez un de ses pieds vers son pubis, puis retendez la jambe et fléchissez l'autre.

- *Répétez ce mouvement en alternant les jambes, en cadence, pendant environ 30 secondes.*

4

Écartez largement les jambes de votre bébé et massez l'intérieur de ses cuisses en le balançant.

- *Continuez pendant 20 à 30 secondes.*

5

Joignez doucement les jambes de votre bébé et incitez-le à les tendre en tournant ses pieds vers l'extérieur.

- *Maintenez la position pendant quelques secondes.*

Une poitrine et des épaules ouvertes

Contrairement aux adultes qui limitent leur respiration à la cage thoracique et n'expriment leurs émotions qu'avec leur visage et leurs mains, les jeunes enfants s'expriment avec tout leur corps – ils sautent de joie, écartent les bras de ravissement, serrent les poings de rage ou tapent du pied de colère. Les bébés sont actifs et spontanés, et leur respiration est profonde et fluide.

Les jeunes enfants ont une connaissance intuitive des relations entre les sensations, la respiration et le mouvement. Tout comme ils expriment leurs émotions par des mouvements exubérants, ils deviennent immobiles et retiennent leur respiration lorsqu'ils ont peur ou sont anxieux.

Observez la manière dont votre bébé s'assoit et se tient. Son dos droit, sa poitrine bombée et ses épaules détendues révèlent une attitude ouverte face à la vie et un état d'esprit positif. Notez la manière dont il respire : l'air pénètre jusqu'à son abdomen – sa poitrine et son ventre fonctionnent en harmonie, se contractant et se dilatant simultanément.

Cette posture reflète l'équilibre structurel de son squelette qui porte son poids sans effort et sans que les muscles ne subissent de tensions inutiles. Cela permet aux muscles de fonctionner harmonieusement et de rester détendus même quand le corps bouge.

Les bébés, même tout petits, se prêtent volontiers à l'exercice suivant, qui consiste à arquer le dos et qui contribue à préserver une belle posture et une bonne respiration.

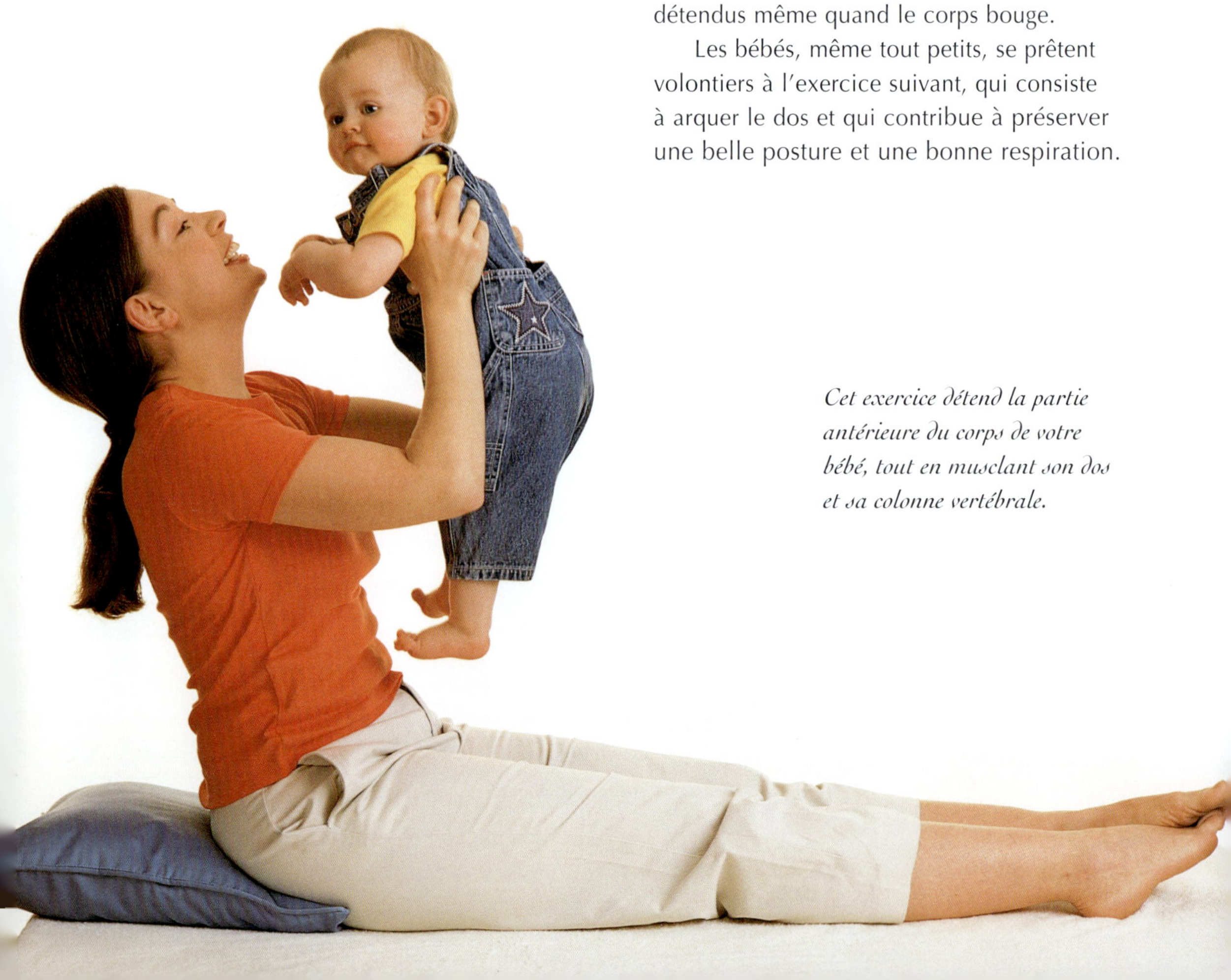

Cet exercice détend la partie antérieure du corps de votre bébé, tout en musclant son dos et sa colonne vertébrale.

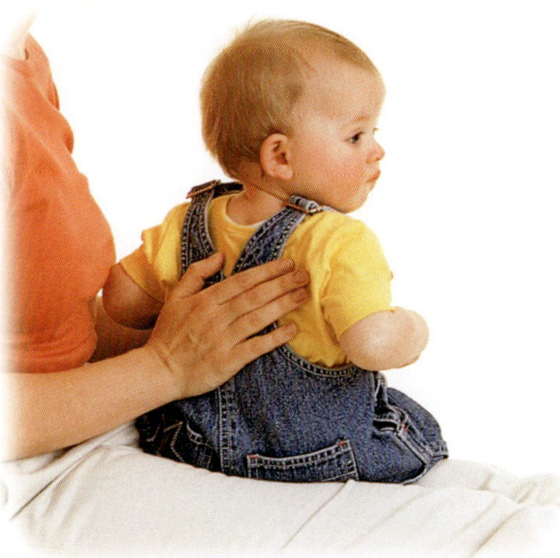

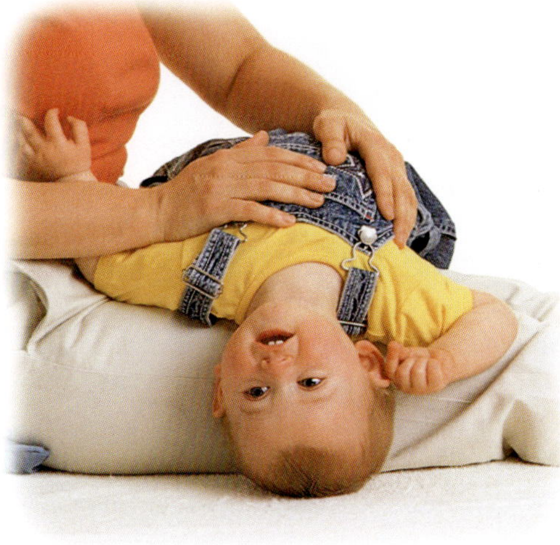

1.

Asseyez-vous sur le sol ou sur un coussin en vous adossant au mur, jambes tendues. Lorsque vous êtes bien installé, asseyez votre bébé en travers de vos cuisses.

2.

Faites basculer votre bébé vers l'arrière, de façon que ses pieds touchent le sol d'un côté et sa tête de l'autre côté de vos cuisses. Pour lui faire accepter ce mouvement, balancez-le doucement en faisant rouler vos jambes tout en chantant.

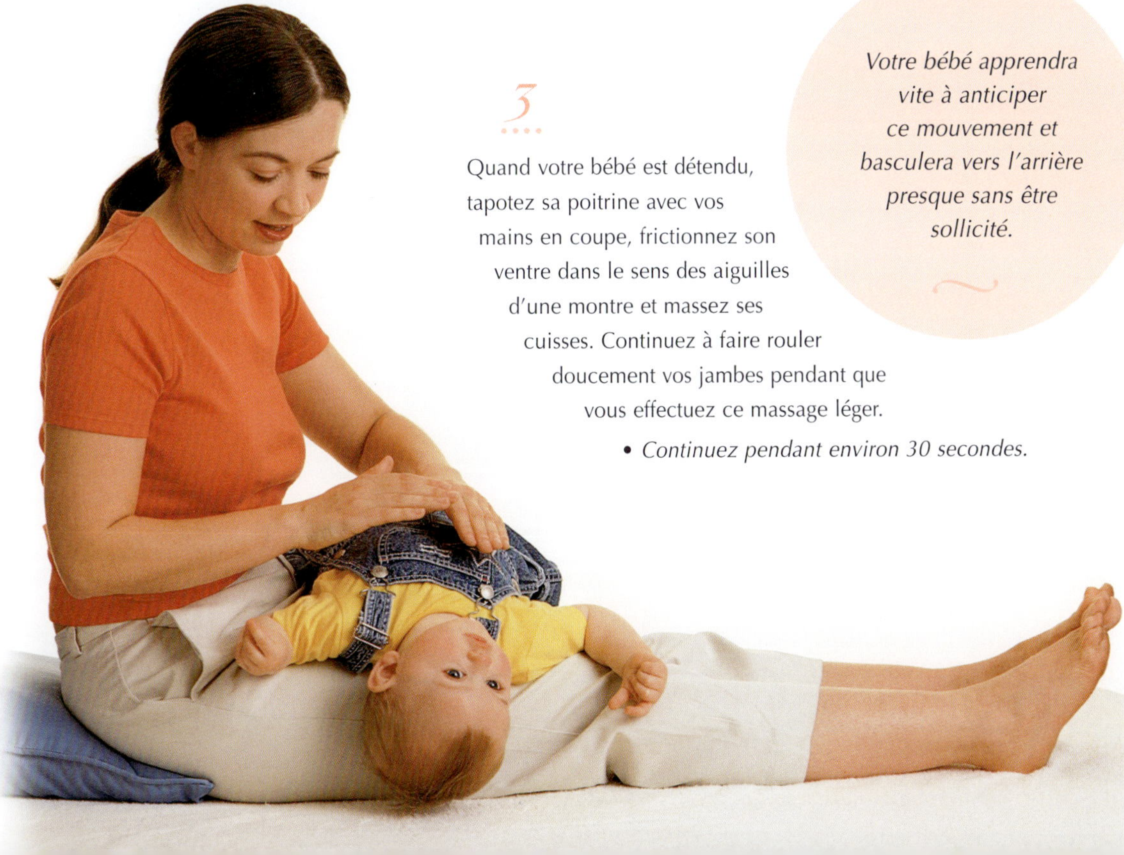

3.

Quand votre bébé est détendu, tapotez sa poitrine avec vos mains en coupe, frictionnez son ventre dans le sens des aiguilles d'une montre et massez ses cuisses. Continuez à faire rouler doucement vos jambes pendant que vous effectuez ce massage léger.

- *Continuez pendant environ 30 secondes.*

Votre bébé apprendra vite à anticiper ce mouvement et basculera vers l'arrière presque sans être sollicité.

Un dos souple et musclé

Les enfants sont continuellement occupés à des jeux ou des activités très physiques qui impliquent une grande variété de mouvements. La souplesse de la colonne vertébrale et la tonicité des muscles qui la soutiennent sont très importantes à cet égard.

Une fois qu'il saura se tenir debout, votre enfant testera sans cesse son équilibre et les limites de ce qu'il peut faire avec son corps. Il paiera sans doute sa témérité par quelques chutes, mais les enfants sont plus détendus que les adultes – dans l'action comme dans le reste – et les chocs subis lorsqu'ils tombent ne sont généralement pas graves.

Vous pouvez pratiquer avec votre enfant l'exercice ludique décrit page ci-contre dès qu'il saura se tenir debout et aussi longtemps que vous pourrez le porter et qu'il y prendra plaisir. Réalisé une ou deux fois par semaine, il améliorera la souplesse de sa colonne vertébrale et musclera son dos. Il est aussi extrêmement bénéfique pour sa posture et apportera à votre enfant la confiance en soi que procure un bon équilibre.

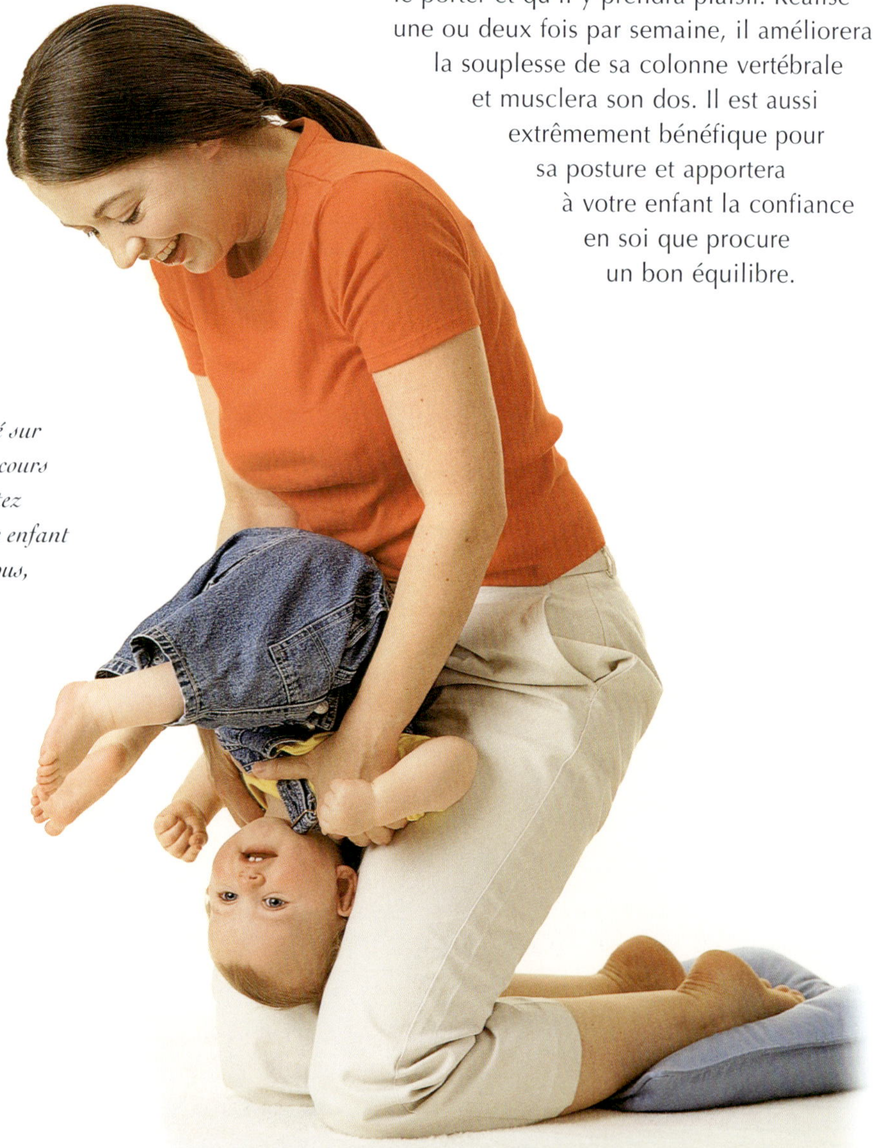

C'est un jeu basé sur la confiance, au cours duquel vous mettez l'univers de votre enfant sens dessus dessous, avant de l'aider à se recentrer.

Un dos souple et musclé

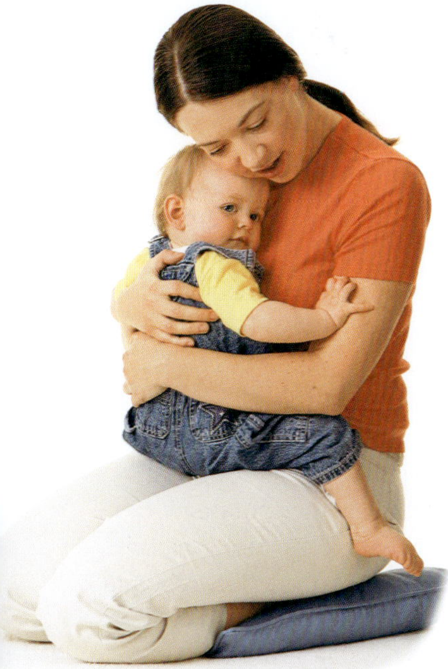

1

Assis sur vos talons, sur un coussin, installez votre bébé sur vos cuisses, face à vous, ventre contre ventre.

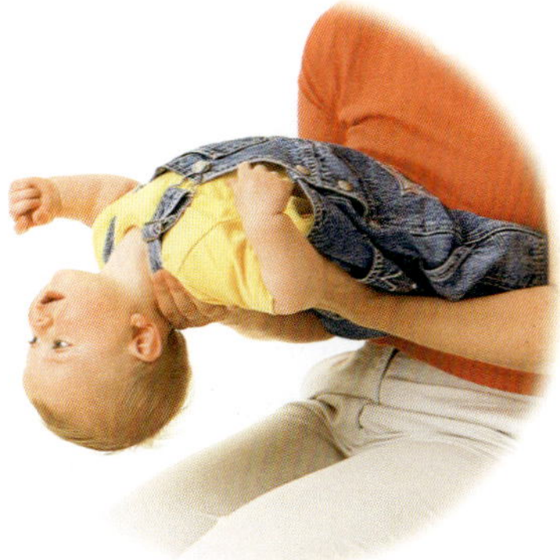

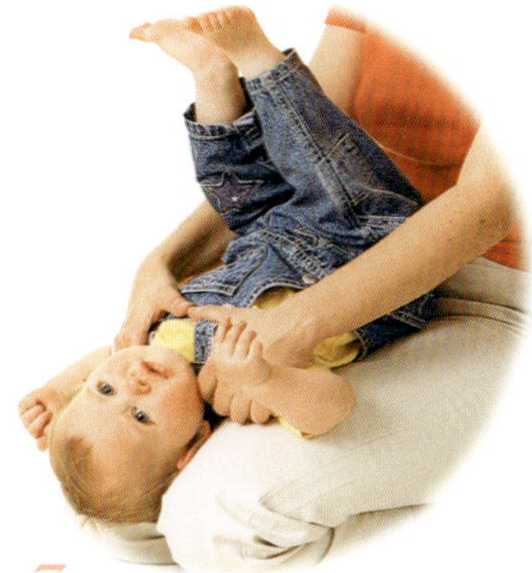

2

En maintenant ses jambes de part et d'autre de votre corps, sous vos bras, placez vos mains dans son dos – l'une sous sa nuque, l'autre au niveau de ses hanches. Incitez votre bébé à se pencher en arrière et aidez-le à ouvrir ses épaules et sa poitrine en poussant sur le haut de son dos. Parlez, chantez et balancez-le doucement pour qu'il soit complètement pris par le jeu.

• *Continuez pendant environ 20 secondes.*

3

Reposez votre bébé sur vos genoux en libérant ses jambes et placez vos mains sur ses épaules. Vos mains doivent être à l'intérieur de ses bras. Balancez doucement vos cuisses d'un côté à l'autre pour le détendre.

• *Continuez pendant environ 20 secondes.*

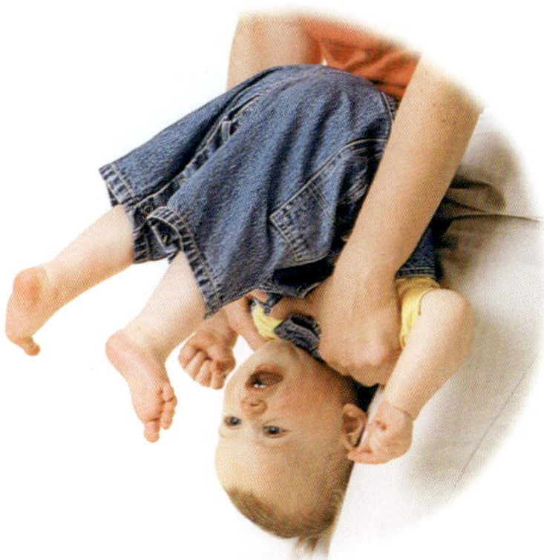

4

Assurez-vous que les jambes de votre bébé sont libres. Dressez-vous sur vos genoux en le soutenant par les épaules et faites-le rouler vers l'arrière entre vos bras.

5

Quand il a atterri debout, faites glisser vos mains jusqu'à ses hanches et appuyez doucement vers le bas pour « l'ancrer » à nouveau dans son monde.

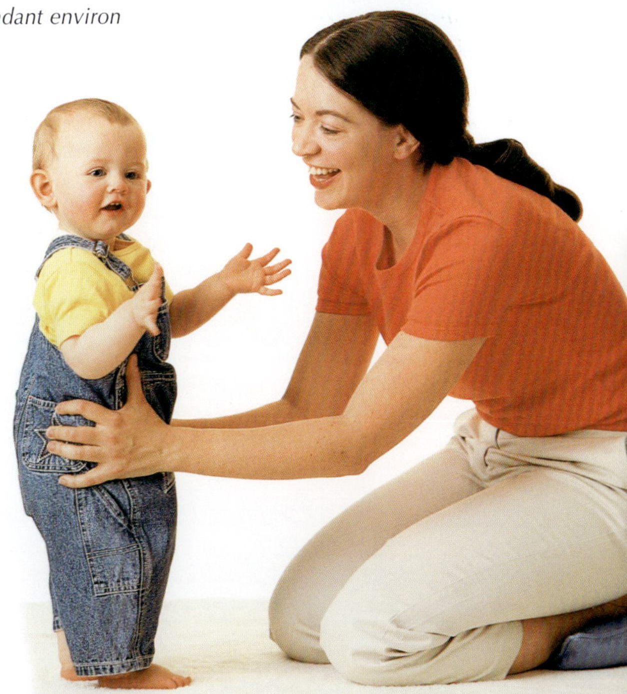

Maladies et besoins spécifiques

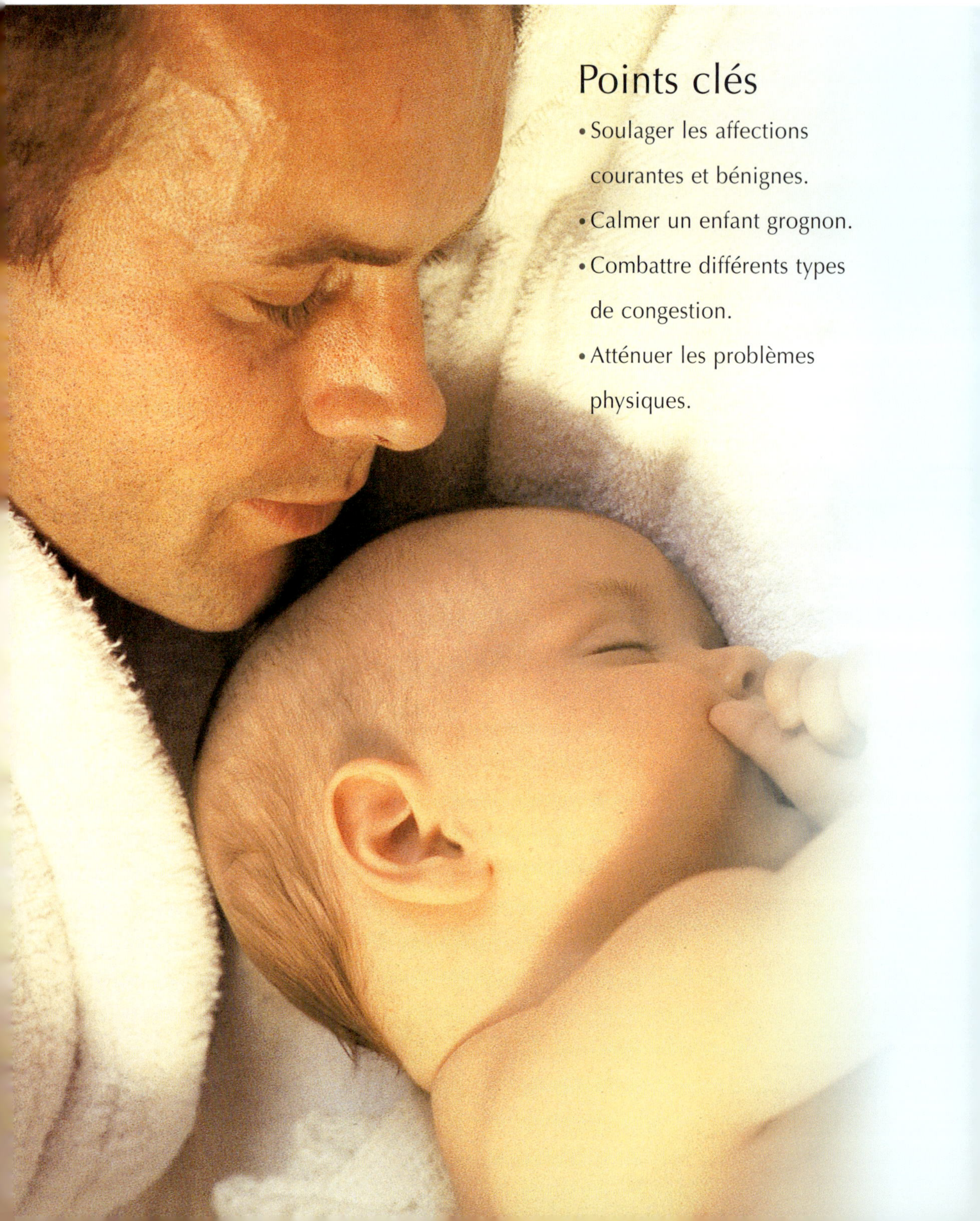

Points clés

- Soulager les affections courantes et bénignes.
- Calmer un enfant grognon.
- Combattre différents types de congestion.
- Atténuer les problèmes physiques.

Plusieurs maladies infantiles s'accompagnent d'irritations cutanées et, si votre bébé est malade, il n'appréciera pas d'être massé comme à l'accoutumée. Le plus souvent, ce dont un bébé a besoin lorsqu'il est souffrant, c'est de dormir et d'être câliné jusqu'à ce que le traitement prescrit agisse. Dans des moments comme ceux-ci, lorsque vous êtes assis ou couché près de votre enfant, massez-lui doucement les mains et les pieds ou caressez-lui la tête du bout des doigts – ces techniques ne sont pas contraignantes et peuvent le réconforter.

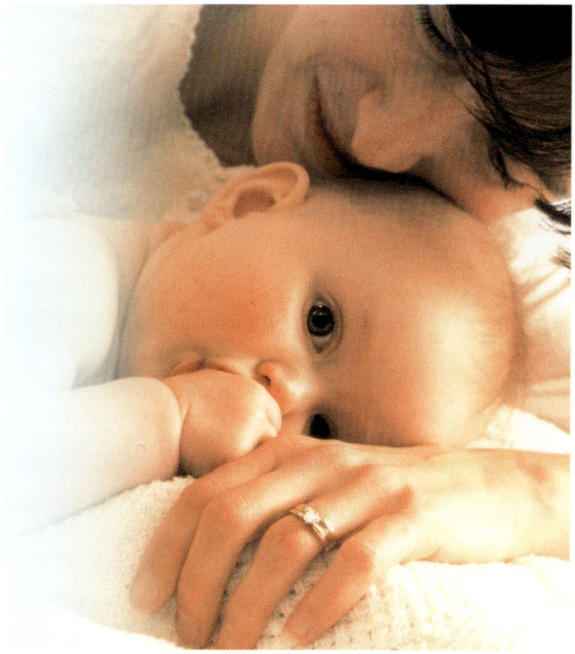

La même approche peut être utilisée si votre bébé est grognon, surtout s'il ne réagit pas bien aux contacts physiques, s'il a du mal à se détendre, refuse d'être pris ou pleure facilement.

Vous trouverez dans ce chapitre différentes techniques susceptibles de soulager certaines affections, mais attention, aucune d'entre elles ne peut se substituer au diagnostic et aux conseils d'un médecin.

Les bébés ayant des problèmes spécifiques peuvent aussi bénéficier des massages, qui doivent être adaptés à leurs besoins particuliers.

Si votre bébé montre des signes de maladie, comme une température élevée, une agitation, une irritabilité, des yeux ou un nez qui coulent, prenez toujours l'avis d'un médecin. Un diagnostic rapide peut hâter la guérison.

Toux, rhumes et congestions

Un bébé qui a le nez complètement bouché respire uniquement par la bouche. Cela ne pose pas trop de problèmes dans la journée, mais la nuit, cela peut être une source majeure d'inconfort. Lorsque votre bébé dort, son rythme respiratoire se ralentit et devient plus profond ; si ses narines sont bouchées, il va manquer d'air et se réveiller. Cela peut être très gênant, surtout si votre enfant a déjà un rythme de sommeil établi. S'il est congestionné, surélevez-lui la tête quand il dort. Vous pouvez le faire en plaçant un livre ou un annuaire sous son matelas – ne laissez jamais votre bébé dormir sur un oreiller. Évitez de lui donner des aliments qui favorisent la production de mucus, comme les laitages. Pour les nourrissons, allégez la proportion de poudre de lait dans les biberons.

Quelques techniques simples permettent de soulager une congestion nasale ou pulmonaire, mais elles ne se substituent en aucun cas à un diagnostic et à un traitement médicaux. Elles constituent simplement une façon d'améliorer le confort de votre bébé.

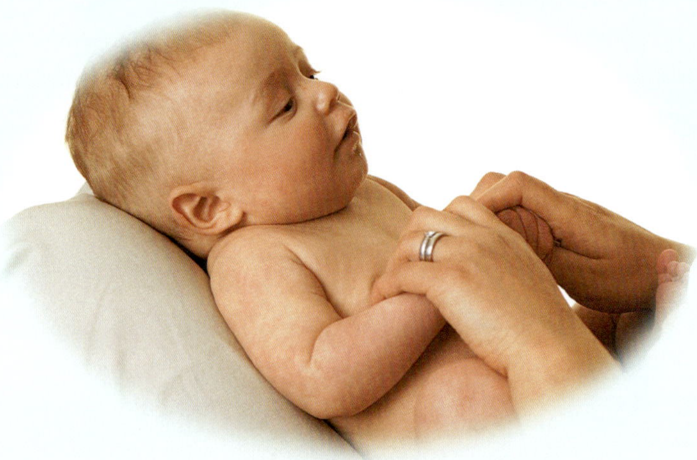

Narines

1

Asseyez-vous contre un mur, genoux fléchis. Posez votre bébé face à vous sur vos cuisses.

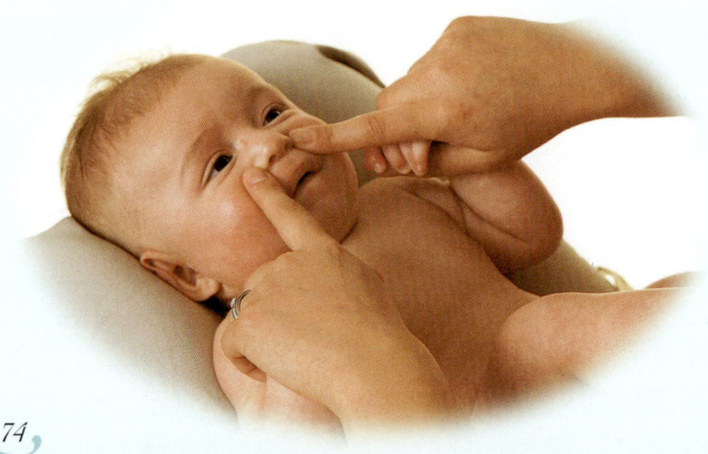

2

Posez l'extrémité de vos index de chaque côté du nez de votre bébé et ouvrez ses narines en pressant doucement vers le bas et vers l'extérieur du visage sous les pommettes. Vous pouvez essayer cette technique sur vous-même avant de commencer.

- *Recommencez 4 ou 5 fois.*

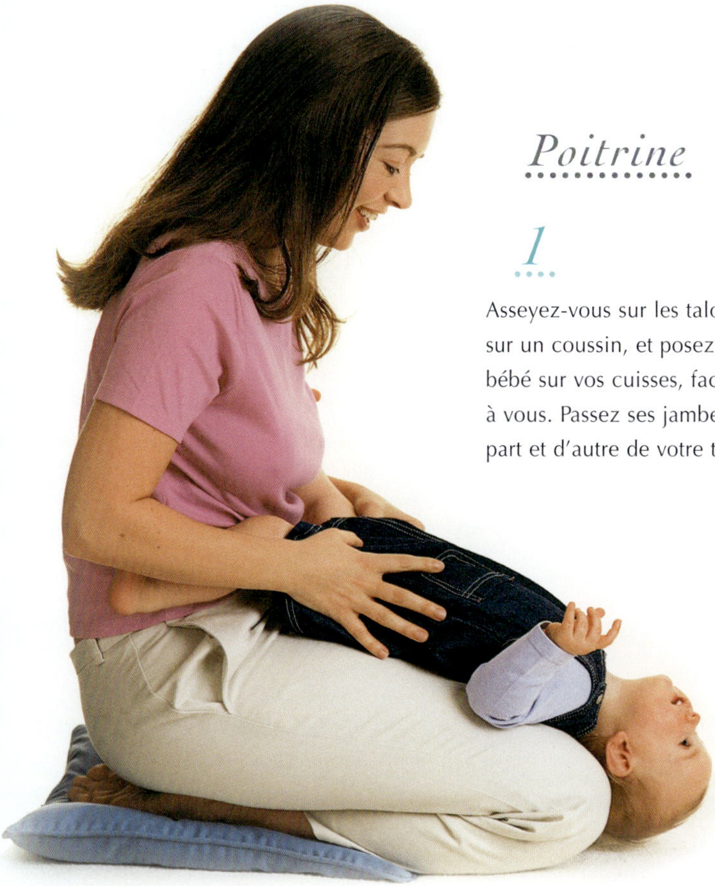

Poitrine

1

Asseyez-vous sur les talons, sur un coussin, et posez votre bébé sur vos cuisses, face à vous. Passez ses jambes de part et d'autre de votre taille.

Certaines huiles essentielles, comme les huiles d'eucalyptus et de lavande, sont recommandées pour dégager les sinus. Ajoutez-en 2 ou 3 gouttes dans une huile de base.

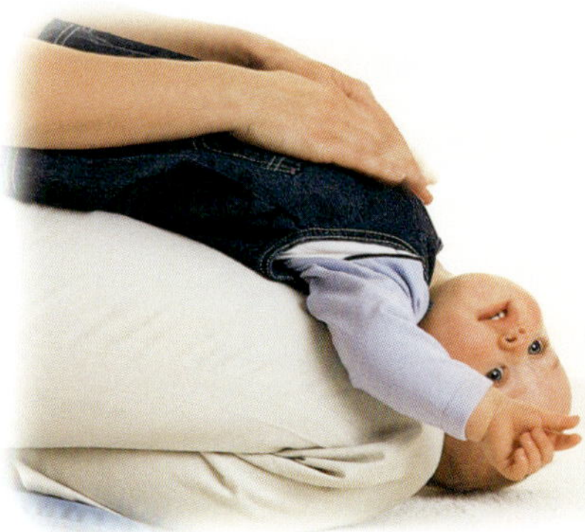

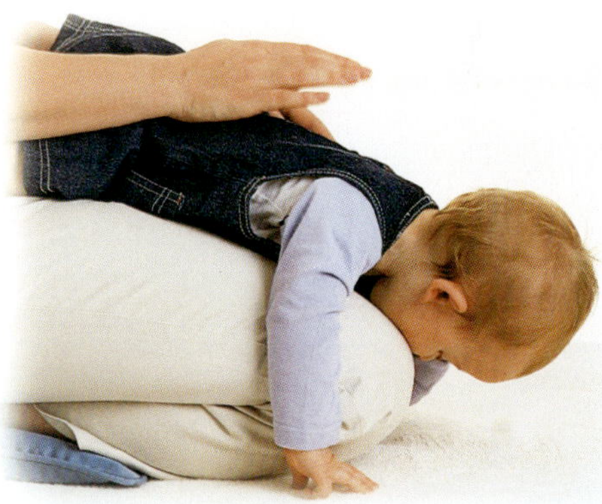

2

Mettez vos mains en coupe pour tapoter le milieu, puis les côtés de la poitrine de votre bébé.

- *Continuez pendant environ 30 secondes.*

3

Retournez votre enfant sur le ventre et tapotez le milieu, puis les côtés de son dos avec les mains en coupe. Si votre bébé est très congestionné, il risque d'avoir un renvoi à la suite de ces percussions, car les bronches seront comprimées et expulseront du mucus.

- *Continuez pendant environ 30 secondes.*

Yeux collés

Il n'est pas rare que les nouveau-nés aient les yeux collés pendant un ou deux jours après la naissance ; cela est dû au liquide amniotique et aux autres sécrétions de l'accouchement. Dans ce cas, vous pouvez utiliser des compresses stériles imbibées de sérum physiologique pour nettoyer les yeux de votre bébé (en allant de l'angle interne de chaque œil vers l'extérieur). Après les premières 48 heures, toutefois, un œil collé signale une infection et nécessite d'autres investigations. Si les symptômes persistent ou si l'œil de votre enfant est injecté de sang, consultez un médecin.

Un œil continuellement collé et larmoyant peut être dû à une obstruction du canal lacrymal. Les canaux lacrymaux sont tapissés d'une muqueuse qui prolonge celle qui tapisse les narines. Lorsque cette membrane s'enflamme et gonfle, les canaux lacrymaux se bouchent et les larmes coulent hors des yeux au lieu de s'écouler dans le nez comme elles le font d'ordinaire. Essayez cette technique simple pour soulager votre bébé.

N'utilisez pas d'huile pour mettre en œuvre cette technique, car elle pourrait entrer dans l'œil de l'enfant. Assurez-vous que vos mains sont parfaitement propres et que vos ongles ne risquent pas de blesser votre bébé.

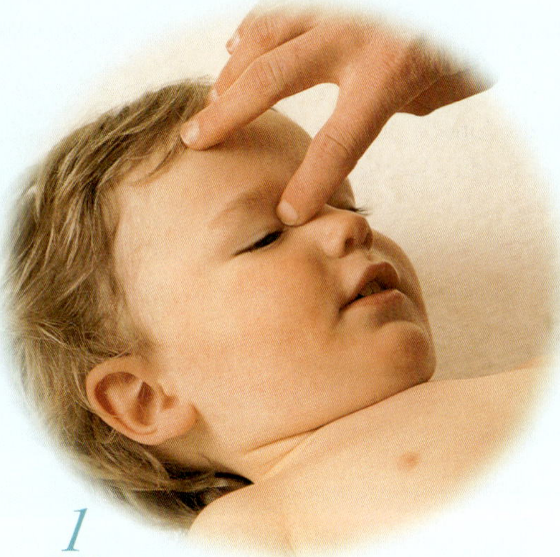

1.

Les glandes et les canaux lacrymaux sont localisés dans la dépression de l'os nasal à l'angle de l'œil et suivent les côtés de l'arête du nez. Placez l'extrémité de votre index près du coin de l'œil de votre bébé et appuyez doucement sur l'os du nez. Vous aurez peut-être besoin d'immobiliser la tête de votre enfant avec l'autre main pour y parvenir.

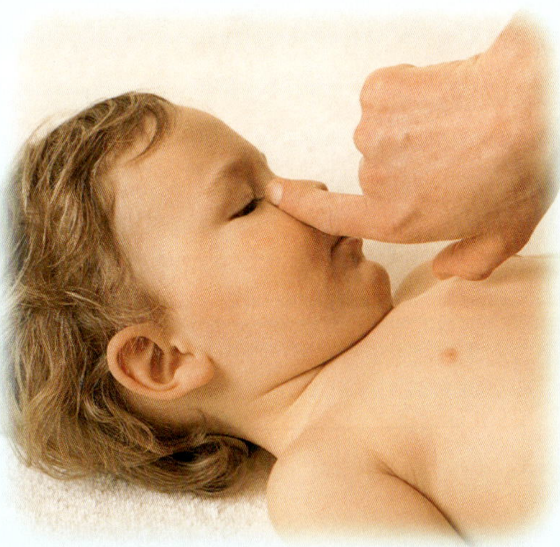

2.

Faites glisser votre doigt vers le bas le long de la narine et sous la pommette.

- *Recommencez 3 ou 4 fois.*

Oreilles bouchées

Si votre bébé a un quelconque écoulement de l'oreille (autre que du cérumen) ou montre qu'il a mal à l'oreille, consultez immédiatement un médecin. Une oreille qui coule doit toujours faire l'objet de soins rapides car elle peut signaler une infection de l'oreille moyenne responsable d'une perforation du tympan.

La présence d'une substance collante dans l'oreille moyenne empêchant le tympan de vibrer normalement peut causer une surdité partielle. Cette substance provient généralement des trompes d'Eustache, les petits canaux qui relient l'arrière-gorge à l'oreille moyenne. La fonction de ces canaux est de réguler la pression sur les tympans.

L'ostéopathie crânienne peut s'avérer efficace, mais vous pouvez essayer, à titre préventif, d'appliquer la technique ci-contre lorsque vous massez la tête et le cou de votre bébé. Vous pouvez, si vous le souhaitez, enduire vos mains d'huile de massage.

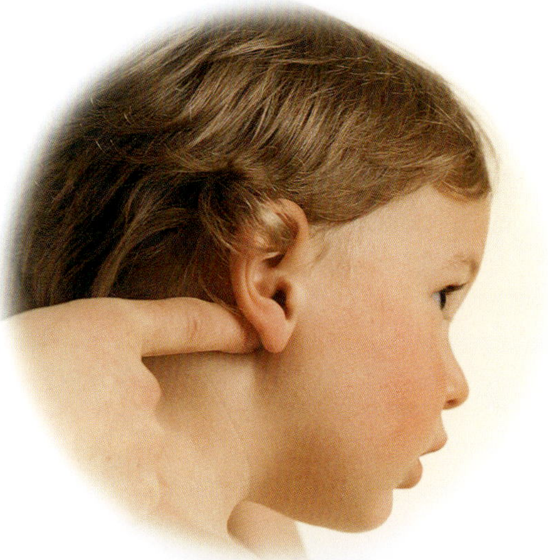

1

Placez-vous derrière votre bébé et posez l'index derrière le lobe de son oreille.

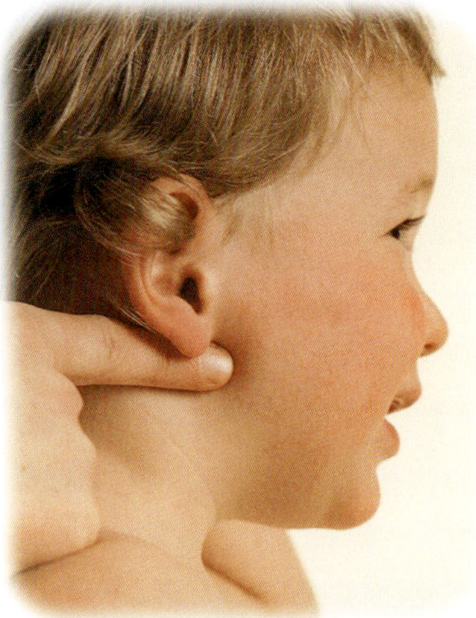

2

Exercez une légère pression derrière l'oreille, puis faites glisser votre doigt vers le bas, le long du bord de la mâchoire, en direction de la gorge.

- *Recommencez 3 ou 4 fois.*

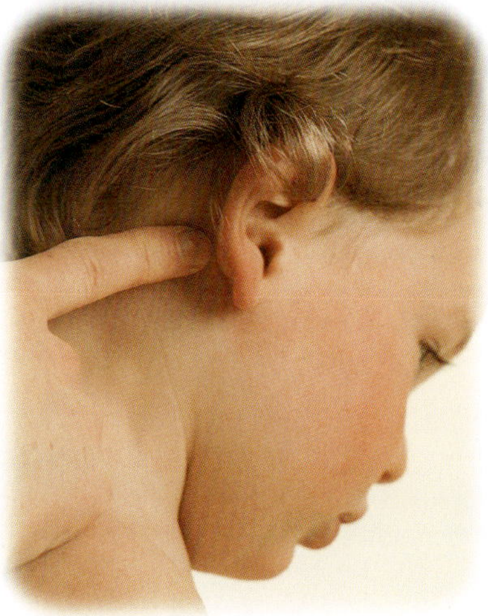

3

Exercez maintenant avec les index une pression derrière les deux lobes, puis faites glisser vos doigts vers l'arrière en suivant la base du crâne.

- *Recommencez 3 ou 4 fois.*

Gaz, coliques et constipation

Du fait de l'immaturité de leur système digestif, la présence d'air dans l'estomac ou les intestins des bébés peut se traduire par une douloureuse poche de gaz. Tenir correctement votre enfant durant et après les repas peut prévenir ce phénomène et lui permettre d'expulser plus facilement les gaz. Essayez de garder son dos droit lorsqu'il tète et, lorsqu'il a fini, tapotez-le entre les omoplates et massez son dos de bas en haut en l'inclinant légèrement vers l'avant. Il peut alors rendre une petite quantité de nourriture – les bébés mangent plus que ce dont ils ont besoin, mais leur ventre se distend alors et ils peuvent attendre plus longtemps jusqu'au prochain repas.

Si votre bébé souffre de coliques le soir et que vous le nourrissez au sein, demandez-vous si vous mangez de manière équilibrée et si vous prenez le temps de vous alimenter correctement. Parfois, les coliques du soir sont dues à des repas pris à la va vite, insuffisants ou irréguliers. Il n'est pas rare aussi de voir des bébés nourris au sein passer plusieurs jours sans vider leurs intestins. Vous pouvez tenter de le soulager grâce aux massages, mais consultez un médecin si vous vous inquiétez ou si le trouble persiste.

Il vaut mieux éviter de masser un bébé qui pleure (pensez à la position du tigre dans l'arbre, voir page 84). La technique décrite ici peut être utilisée entre les crises, de préférence loin des repas. Vous pouvez aussi profiter du moment où vous le changez pour masser votre bébé.

La position à plat ventre (mais surtout pas pendant le sommeil) peut prévenir les reflux, soulager les coliques et la constipation, car elle étire et détend l'abdomen. Elle n'est toutefois pas recommandée juste après les repas.

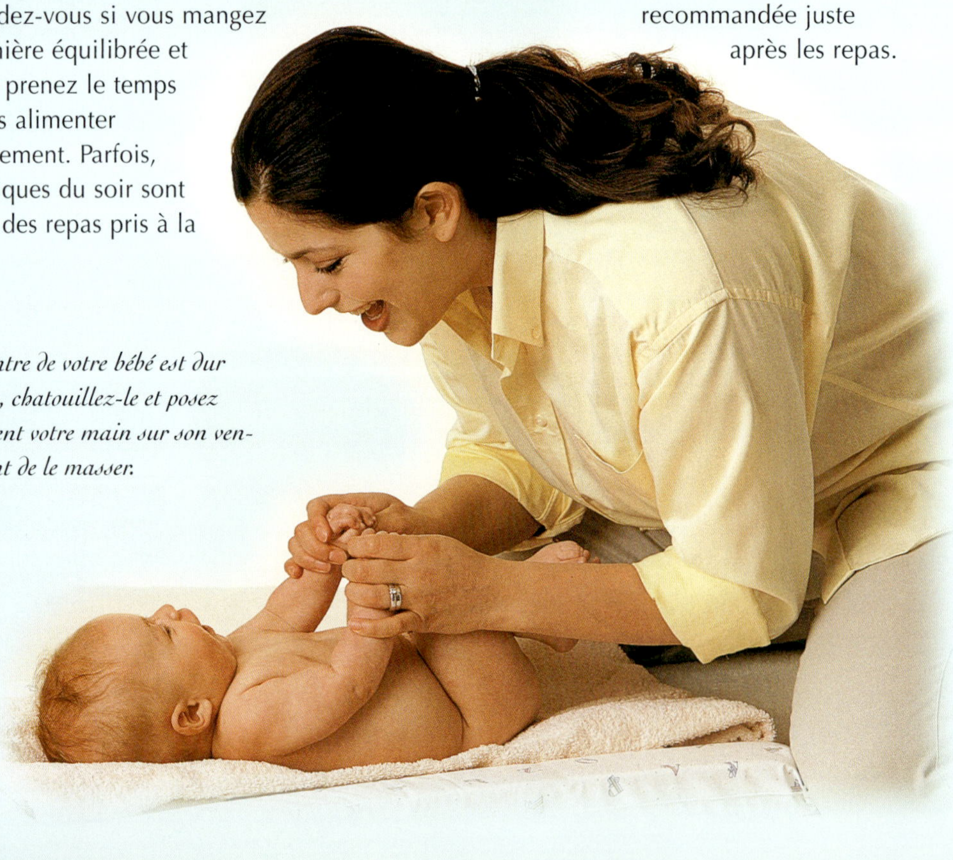

Si le ventre de votre bébé est dur et tendu, chatouillez-le et posez doucement votre main sur son ventre avant de le masser.

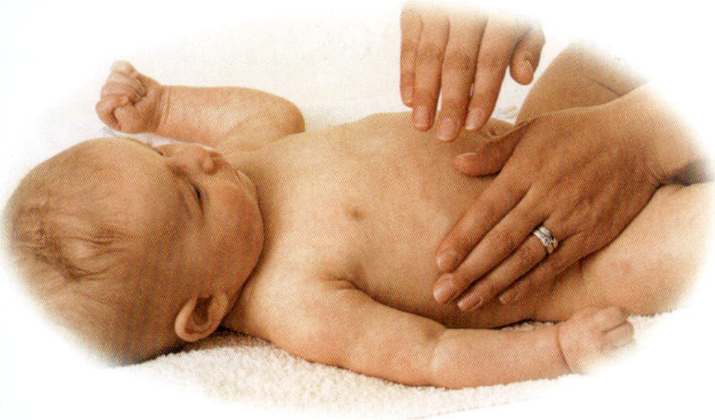

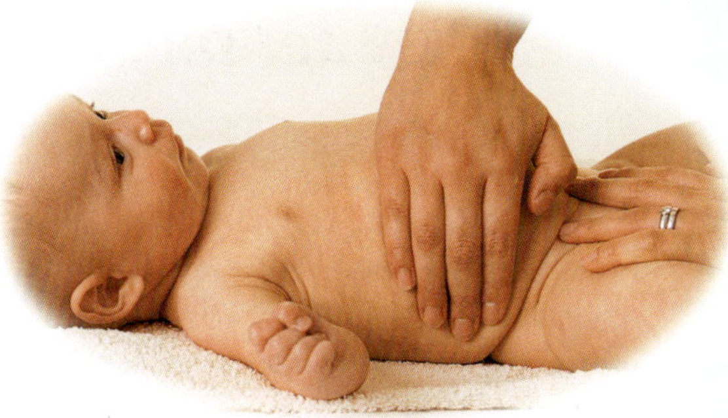

1

Allongez votre bébé sur le dos et exercez de légères pressions, une main après l'autre, sur la partie droite de son abdomen, entre les côtes et la hanche, jusqu'en dessous du nombril.

- *Continuez pendant 2 ou 3 minutes, puis déplacez vos mains pour masser la partie gauche de son abdomen.*

2

Posez une main en coupe en travers du ventre de votre enfant. Faites aller doucement votre main d'un côté à l'autre, sans la lever. N'appuyez pas, car votre bébé se raidirait pour résister. Or ce massage est destiné à détendre son ventre.

- *Continuez pendant environ 20 secondes.*

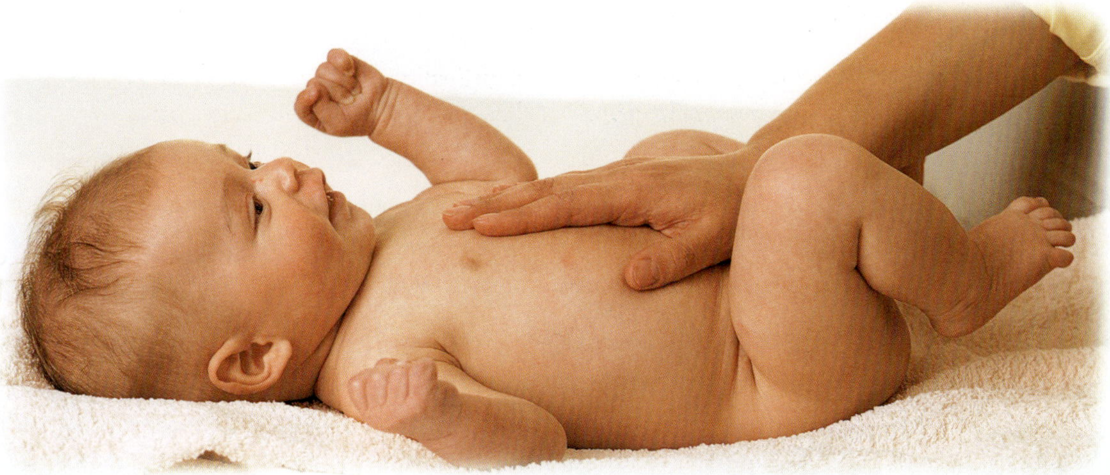

3

Utilisez le poids de votre main en coupe pour masser le ventre de votre bébé selon un mouvement circulaire dans le sens des aiguilles d'une montre.

- *Recommencez 4 ou 5 fois.*

Si votre bébé souffre de gaz, de coliques ou de constipation, consultez un médecin. Vérifiez que votre enfant n'est pas allergique à certains aliments, surtout si vous le nourrissez au sein. S'il commence à absorber des aliments solides, vous pouvez lui donner de la purée de papaye, car elle contient des enzymes facilitant la digestion.

Douleurs dentaires et irritabilité

Les douleurs dentaires débutent bien avant que la première dent n'apparaisse, entre trois mois et un an. Les premières dents sont généralement les deux incisives centrales inférieures, puis les autres incisives poussent, permettant au bébé de mordre. Votre bébé percera ainsi 20 dents de lait. Les 32 dents définitives ne commenceront à apparaître que vers l'âge de six ans.

Vous devez commencer la toilette buccale de votre bébé dès l'apparition des premières dents. Cette toilette, qui inclut celle des gencives, doit avoir lieu deux fois par jour. Les soins dentaires passent aussi par une limitation des boissons et aliments sucrés.

Lorsqu'ils « font leurs dents », les bébés sont souvent grognons, ils ont les joues rouges et les gencives gonflées. Il leur arrive de pleurer soudainement sans raison apparente, puis ils s'arrêtent aussi vite qu'ils avaient commencé.

Beaucoup de bébés font leurs dents sans problèmes ; pour les autres, l'homéopathie est souvent efficace. Si votre bébé pleure beaucoup, un massage des mains, des pieds et du dos peut le réconforter.

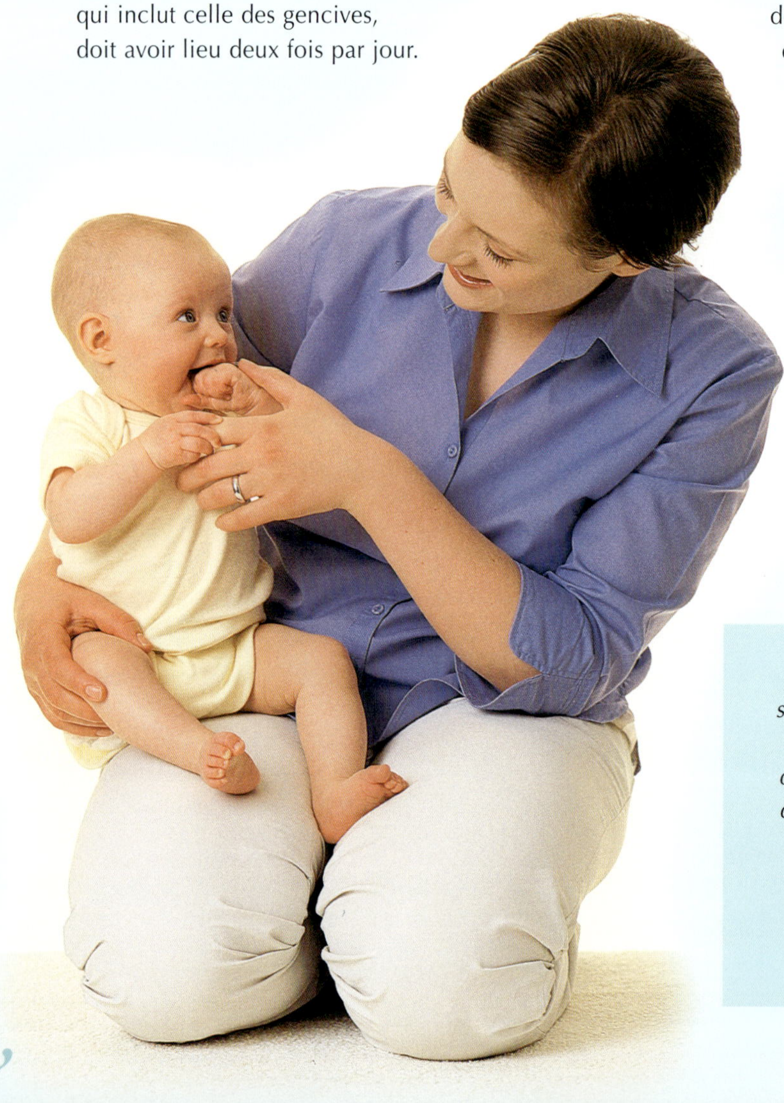

Certains bébés salivent beaucoup et portent leurs mains à leur bouche quand ils font leurs dents.

> *Attention, certains symptômes sont attribués à tort à la poussée dentaire alors qu'ils sont dus à des affections plus sérieuses. Si vous avez le moindre doute, consultez un médecin.*

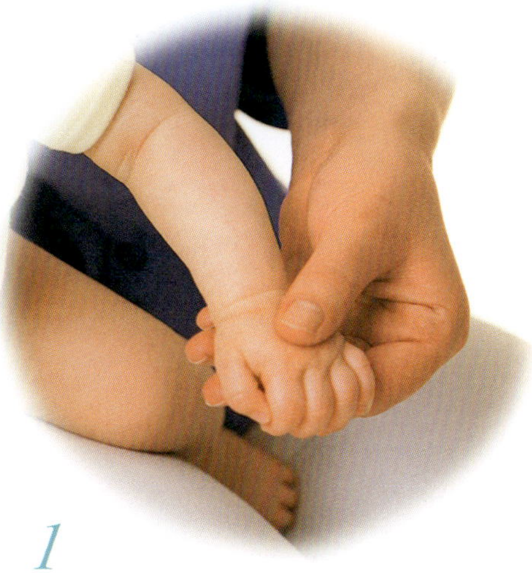

> *Un remède naturel comme la camomille romaine peut être efficace pour calmer votre bébé. Diluez quelques gouttes d'huile essentielle dans du lait et versez le mélange dans l'eau du bain de votre bébé.*

1

Asseyez votre bébé sur vos genoux, puis pressez et massez doucement ses mains entre votre pouce et vos autres doigts.

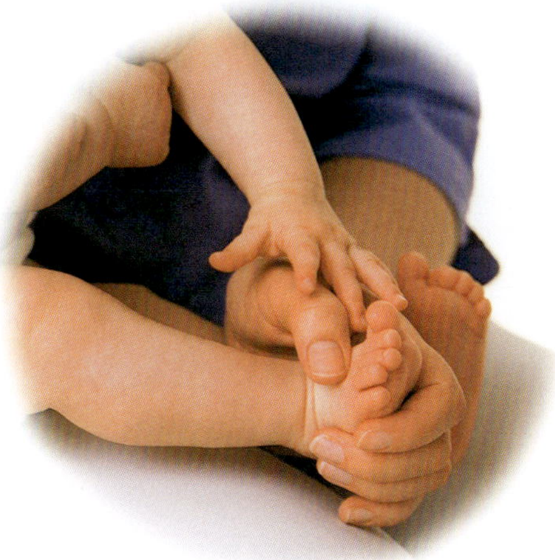

2

Procédez de la même manière pour les pieds, en pressant et en caressant doucement le dessus ainsi que la plante des pieds.

3

Prenez votre enfant tout contre vous et massez doucement son dos le long de sa colonne vertébrale. Parlez-lui tendrement pendant que vous le massez.

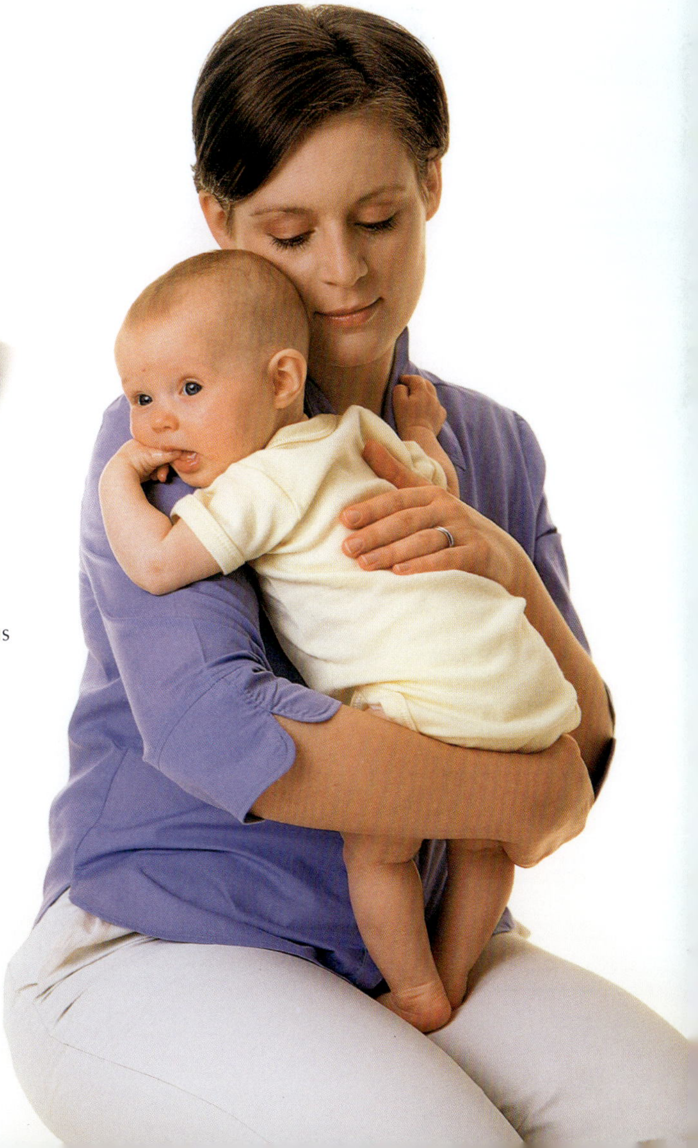

Troubles du sommeil

Un nouveau-né dort par périodes régulières réparties entre le jour et la nuit. Il est donc certain qu'il interrompra votre sommeil. En principe, une fois qu'il est nourri et changé, il doit se rendormir après un câlin. Les bébés ont besoin de contacts physiques, en particulier avec leur mère, et un petit moment passé dans vos bras est souvent tout ce qu'il demande.

Si votre bébé a de réelles difficultés à dormir, n'arpentez pas l'appartement pendant des heures au milieu de la nuit pour essayer de le calmer. Essayez la position du tigre dans l'arbre (voir page 84) ; si les troubles du sommeil persistent, consultez un pédiatre.

Il existe de nombreuses raisons pour qu'un bébé refuse de dormir. Si votre enfant est propre, rassasié et qu'il a cessé de pleurer lorsqu'il était dans vos bras pour recommencer dès que vous l'avez couché, il est évident qu'il veut rester avec vous. Dans ce cas, un petit massage devrait vous aider à résoudre le problème.

Quelques techniques simples vous permettront d'y parvenir progressivement, en offrant à votre bébé les contacts affectueux qui le rassurent et le tranquillisent. Si votre enfant s'est assis pour pleurer, allongez-le pour le masser. Le succès de cette technique dépend en grande partie du confort de votre propre position, de votre persévérance et de votre constance. Lorsque votre bébé aura accepté ce rituel, il l'anticipera et s'endormira facilement.

Les mêmes techniques peuvent être efficaces lorsque vous sentirez qu'il est temps d'adopter un horaire régulier et de coucher votre enfant chaque soir à la même heure. Vous pouvez raccourcir progressivement le massage en laissant vos mains sur lui jusqu'à ce qu'il s'endorme. Une fois ce résultat obtenu, il vous sera possible d'ôter vos mains avant qu'il s'assoupisse, tout en restant dans son champ de vision afin de le rassurer. La dernière étape sera de coucher votre bébé, de lui faire un câlin, de lui expliquer qu'il est l'heure de dormir, avant de vous éloigner lentement.

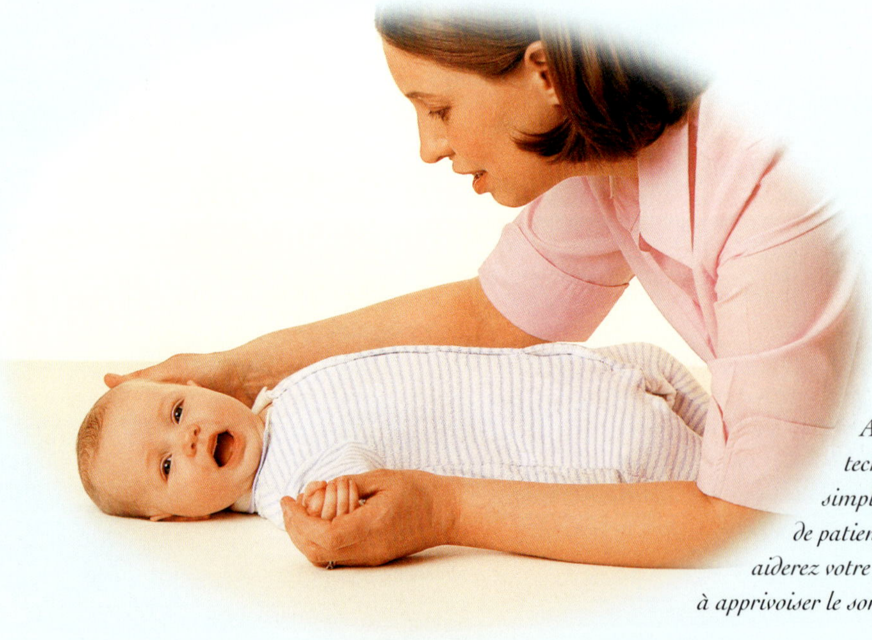

Avec cette technique simple et un peu de patience, vous aiderez votre enfant à apprivoiser le sommeil.

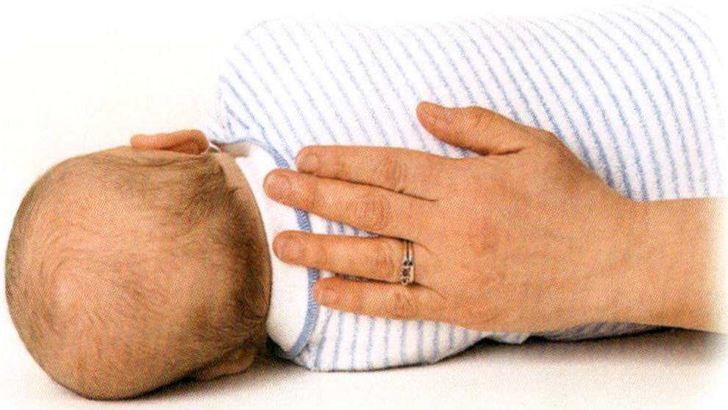

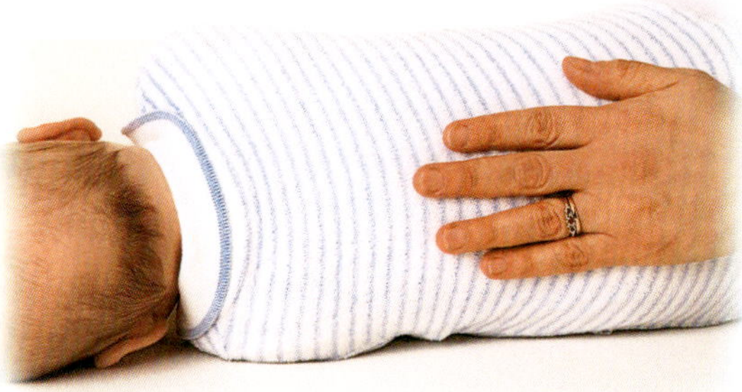

1

Couchez votre bébé sur le côté et massez le haut de son dos avec l'ensemble de votre main ouverte et détendue.

2

Faites glisser votre main et massez le bas de son dos, comme si vous caressiez un chaton ou un petit chien.

La même technique peut être utilisée si votre bébé dort sur le dos. Massez-lui successivement la poitrine, le ventre et la tête.

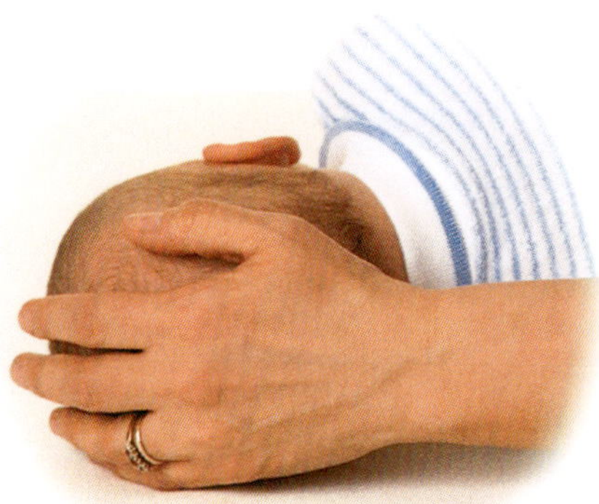

3

Caressez la tête de votre bébé en l'enveloppant avec votre main.

4

Ramenez les doigts au sommet de sa tête et soulevez la main en douceur.

- *Si votre bébé pleure encore, reprenez la séquence à partir de l'étape 1.*

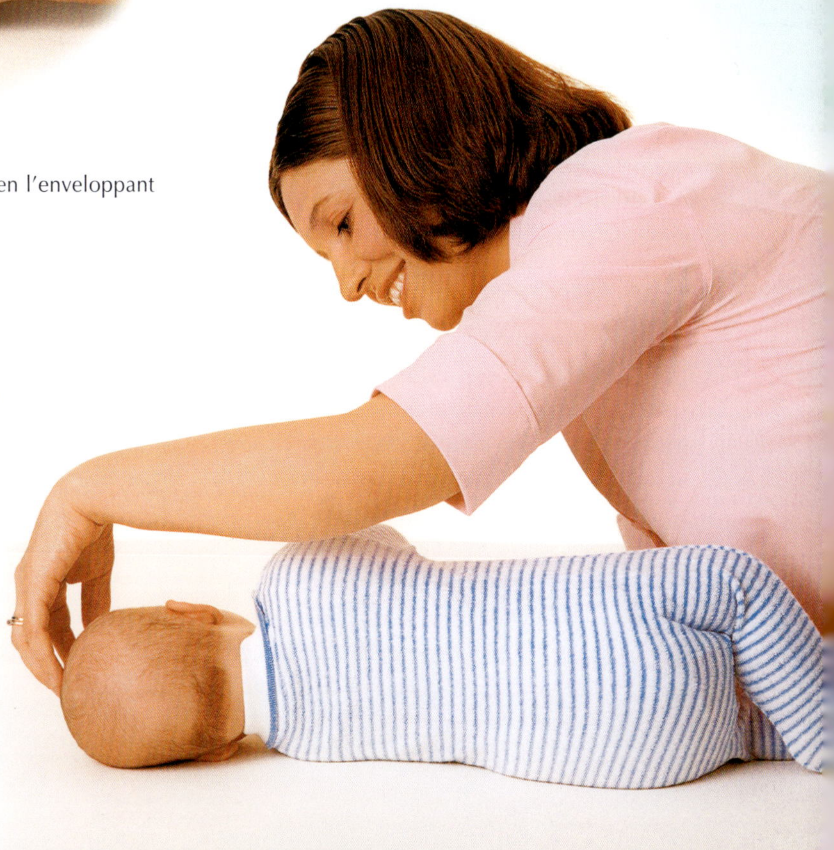

Le tigre dans l'arbre

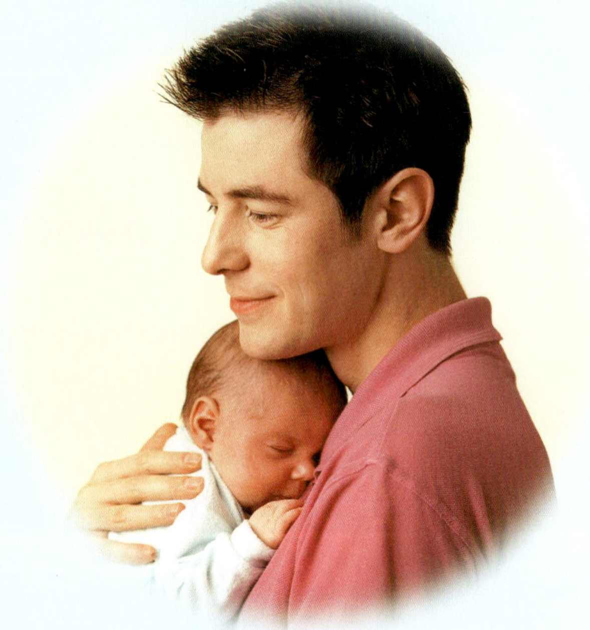

Votre bébé s'endormira probablement dans vos bras dès qu'il se sentira soulagé.

Cette position est très efficace pour masser votre bébé afin de détendre son ventre et de le soulager en cas de coliques, de gaz, de constipation, de pleurs, d'anxiété ou autres symptômes associés à un problème digestif.

Cette technique est à la fois curative et préventive ; elle peut être utilisée pour procurer un soulagement immédiat à votre bébé quand le besoin s'en fait sentir, mais aussi de manière régulière afin d'augmenter son bien-être général.

Votre enfant ressentira une profonde sensation de relaxation qui bénéficiera en premier lieu à son abdomen ; le ventre ayant un rôle de « centre des émotions », cette sensation envahira son corps tout entier.

Le poids de votre enfant étant réparti sur vos deux bras, vous pourrez le tenir dans cette position pendant de longues périodes, et il profitera ainsi au maximum du massage. Cette technique convient tout particulièrement aux pères, car le bébé tourne le dos à la personne qui le porte et il n'est pas tenté de téter. Les papas peuvent, eux aussi, consoler leur bébé d'un gros chagrin.

La manière dont vous portez votre bébé est importante et a une influence sur l'efficacité du massage. Il est indispensable que vous restiez calme même si votre bébé semble désespéré. Vos mains et vos épaules doivent être détendues, votre respiration profonde et régulière – votre bébé réagira à votre calme en se détendant lui-même.

Cette technique peut être utilisée avec un bébé nu ou habillé. Ses effets sont immédiats et elle peut être pratiquée partout, à n'importe quel moment. Plus vous l'emploierez, plus elle sera bénéfique.

Malgré toute son efficacité, elle ne peut venir qu'en complément d'un diagnostic et d'un traitement médicaux et ne saurait s'y substituer.

1

Portez votre bébé dos contre vous ; passez votre bras gauche en travers de sa poitrine et entre ses bras, de façon à caler confortablement sa tête dans le creux de votre coude gauche.

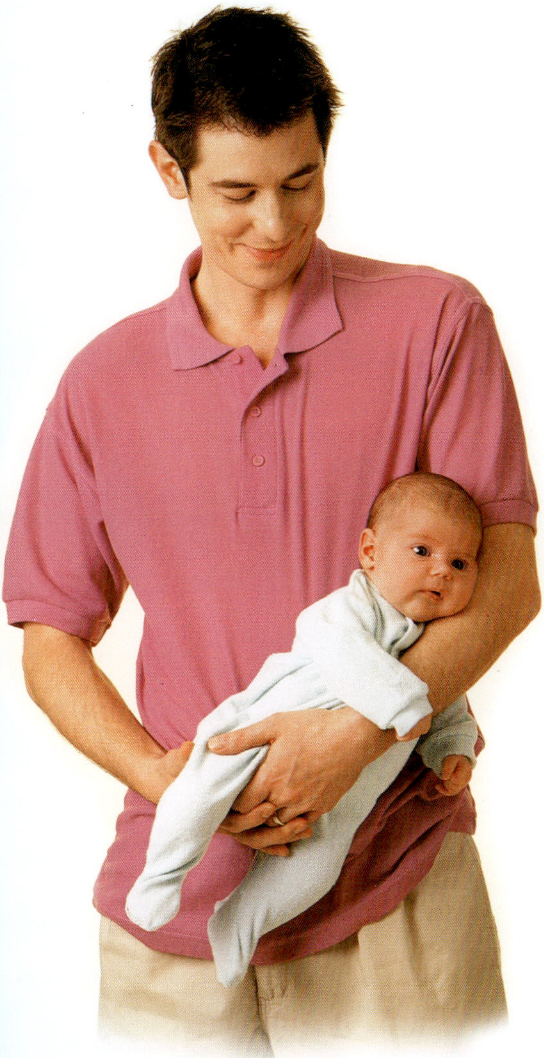

2

Passez votre main droite entre les genoux de votre bébé et posez votre paume à plat sur son ventre, de façon à répartir son poids sur vos deux bras.

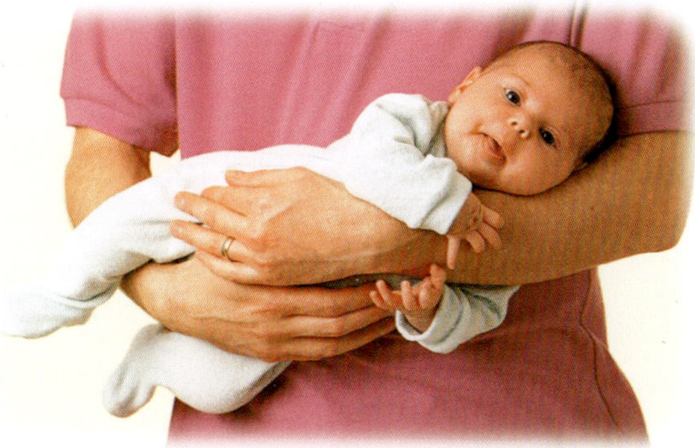

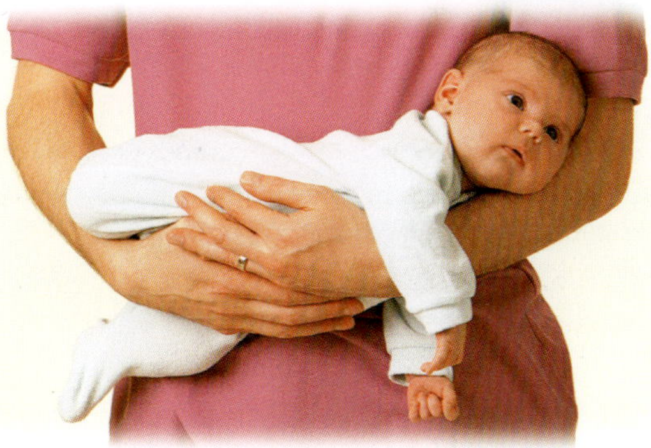

3

Coincez le pied droit de votre bébé derrière votre avant-bras et faites pivoter son corps. Son ventre reposant sur vos mains, il vous sera facile de le masser doucement avec votre main droite. Le poids de son corps renforce l'efficacité du massage. Poursuivez ce dernier pendant quelques minutes. Si votre enfant continue à montrer des signes d'inconfort, promenez-vous avec lui dans la pièce en tapotant sa poitrine.

- *Pratiquez quotidiennement ce massage à intervalles réguliers.*

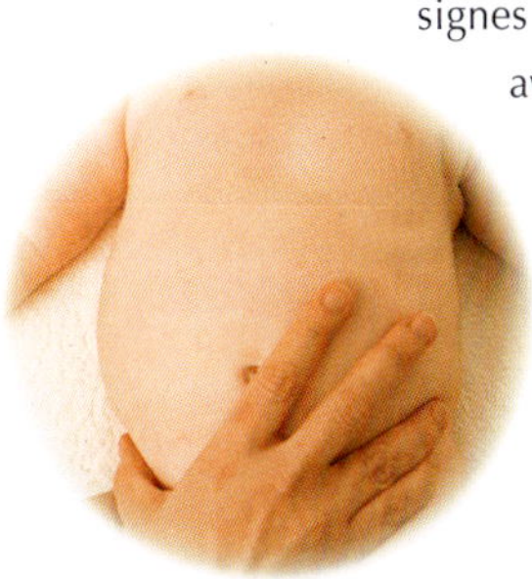

Votre main droite est ouverte, le pouce est posé sur le côlon ascendant, entre les hanches et les côtes, à gauche, et les autres doigts sur le côlon descendant, à droite.

Bébés nés par césarienne

Les bébés nés par césarienne n'ont pas subi les contractions qui accompagnent un accouchement normal et qui stimulent habituellement le système nerveux périphérique ainsi que les principaux organes. En conséquence, des massages réguliers leur sont nécessaires, plus encore qu'aux autres enfants. En outre, les massages vous permettront de resserrer les liens affectifs qui vous unissent à votre nouveau-né. La rencontre a en effet pu être difficile au moment de la naissance du fait des gestes médicaux rendus indispensables par l'intervention chirurgicale. De plus, votre corps a besoin de temps pour se remettre et il peut être difficile pour vous de soulever et de porter votre bébé comme vous le souhaiteriez pendant votre convalescence.

À la suite d'une césarienne, vous pouvez tout de même initier votre enfant aux massages conçus pour les très jeunes bébés (voir pages 16 à 25). Lorsque vous le sentirez assez solide pour des massages plus réguliers, peut-être serez-vous plus apte à le soulever. Mais attention, avant votre cicatrisation totale, il est déconseillé de faire quoi que ce soit qui impose une pression sur le bas de votre abdomen. Quand vous commencerez à porter votre bébé, gardez les bras aussi près du corps que vous le pouvez ; n'essayez jamais de le soulever à bout de bras, la tension sur votre région lombaire et vos muscles abdominaux serait trop forte. Les bébés nés par césarienne ont parfois une tendance à la léthargie, aussi les massages auront-ils pour fonction de stimuler votre tout-petit, tout en lui apportant vigueur et souplesse et en vous permettant d'entamer avec lui le plus tendre des dialogues.

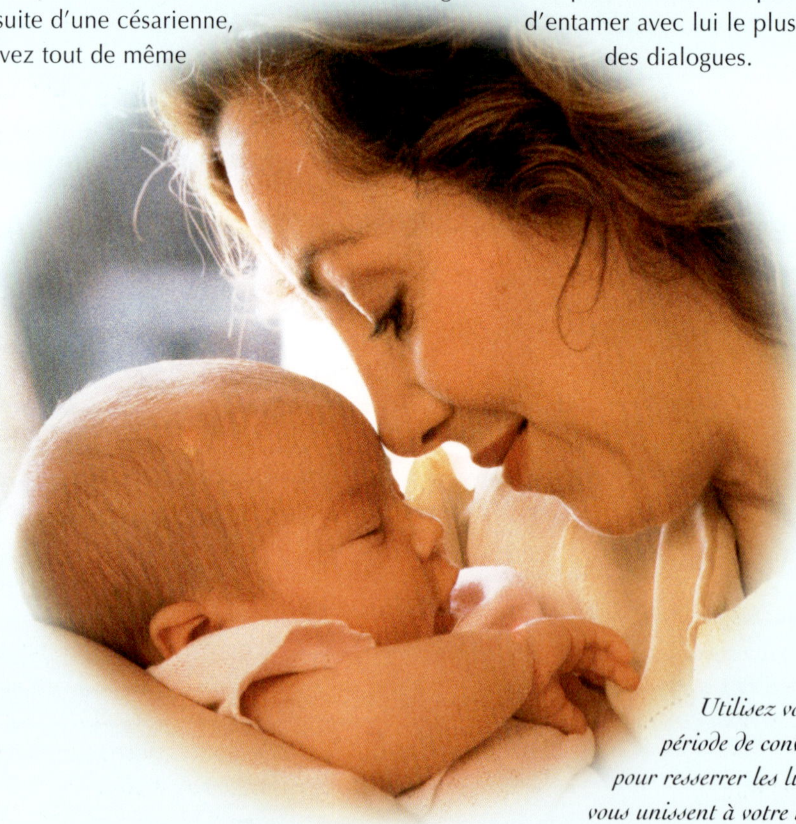

Utilisez votre période de convalescence pour resserrer les liens qui vous unissent à votre bébé.

Prématurés

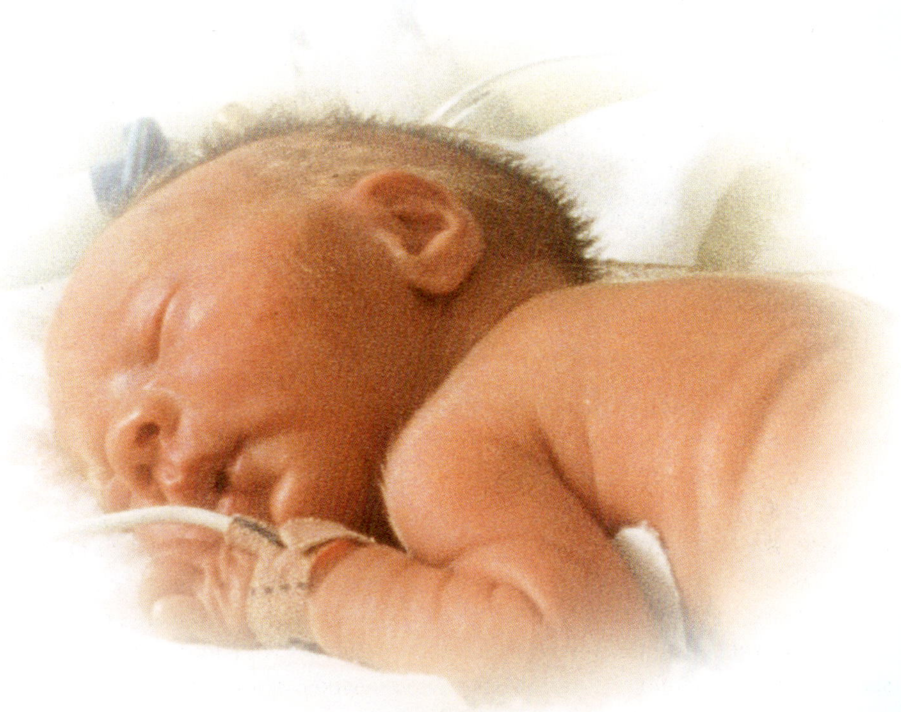

Des études ont démontré que les prématurés massés régulièrement pendant dix jours tètent plus facilement et prennent plus rapidement du poids que ceux qui ne le sont pas. Ces bébés sortent généralement plus tôt de l'hôpital.

Étant donné la qualité et la sophistication des soins néonatals, la majorité des prématurés – dont certains pèsent à peine un kilo – survivent aujourd'hui. Certains de ces bébés, placés dans une couveuse stérile, sont nourris par perfusion et leur rythme cardiaque, leur température et leur tension sanguine sont contrôlés en permanence. Les toucher et les caresser est donc difficile, mais vous pouvez entrer en contact avec les parties du corps de votre bébé qui sont les plus accessibles, à commencer par les mains et les pieds.

Les grands prématurés sont très souvent hypersensibles au toucher, mais après une nécessaire période de maturation, le contact avec leur mère et leur père peut se révéler très bénéfique.

En outre, un bébé qui passe une longue période en couveuse risque d'associer le contact physique aux soins médicaux et se mettre à pleurer dès qu'on le touche. Un personnel compréhensif vous encouragera à toucher votre enfant et – lorsque c'est possible – à le prendre et à le porter pour l'habituer dès que possible au contact peau à peau. Le fait de le toucher et de le caresser l'aidera à se développer, mais n'attendez pas de réponses immédiates de sa part. Soyez patient ; observez-le et apprenez à déchiffrer ses réactions.

Au début, contentez-vous de poser la ou les mains sur la peau de votre bébé. L'expérience sera beaucoup plus gratifiante s'il se sent en confiance ; ne continuez que si ses réactions sont positives.

Déficience visuelle

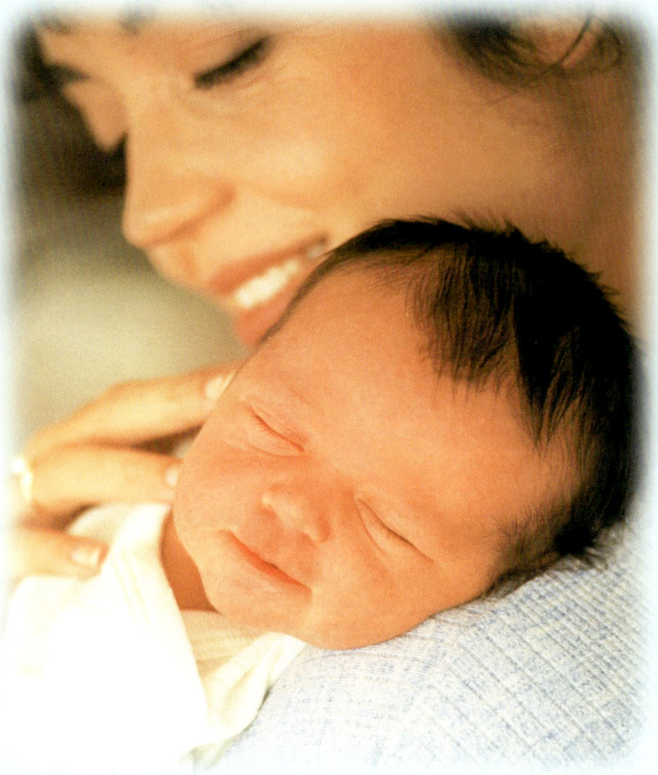

Pour stimuler l'ouïe et l'odorat de votre bébé, parlez-lui doucement et approchez votre visage du sien quand vous le massez.

Les enfants malvoyants bénéficient grandement de massages réguliers. Plus encore que les autres bébés, ils ont un profond besoin de stimulations tactiles. Le sens du toucher peut leur permettre de recevoir des informations étonnamment détaillées sur le monde qui les entoure et de communiquer avec lui.

La défaillance d'un sens se traduit souvent par un développement accru d'une autre faculté sensorielle, et c'est particulièrement vrai pour le toucher. Les enfants malvoyants dépendent de leur sens du toucher pour donner une forme aux objets du monde qui les entoure. Pratiqués de manière régulière, les massages peuvent vous rapprocher de votre bébé. Il est ensuite plus facile pour vous de lui faire découvrir les objets de la vie quotidienne. Enfin, ils lui permettent de surmonter la crainte qu'il peut éprouver envers les contacts physiques et de devenir plus sociable.

Ne cherchez pas à brûler les étapes. Commencez par caresser doucement votre bébé en lui parlant tendrement et soyez attentive à ses réactions. Vous pouvez fermer les yeux en massant votre enfant. Parlez-lui, chantez-lui des chansons ; vous maintiendrez avec lui un contact physique intense grâce à vos caresses et vos baisers ; votre visage sera toujours très proche de celui de votre bébé.

Déficience auditive

Les bébés souffrant de problèmes d'audition bénéficient également des vertus des massages. Pratiqués régulièrement, les massages favorisent un développement qui pourrait être retardé par ce handicap. Ils peuvent aussi vous aider à communiquer avec votre bébé et à tisser avec lui une relation qui lui donnera confiance en lui.

Un bébé qui n'entend pas a tout de même besoin qu'on lui parle, et surtout qu'on établisse avec lui un contact visuel intense. Parlez-lui en articulant bien les mots, pour qu'il se concentre pleinement sur vous.

Parlez à votre bébé pendant que vous le massez. Montrez-lui l'amour que vous lui portez par les expressions de votre visage.

Initiez-le aux massages lentement et en douceur pour l'aider à dépasser ses craintes éventuelles. Caressez-le en maintenant le contact visuel et en lui expliquant ce que vous faites. Rendez les séances de massage agréables et soyez très attentif à ses réactions.

Certains bébés souffrant de problèmes visuels ou auditifs rampent et marchent plus tard que les autres. C'est peut-être parce qu'ils n'apprécient guère la position à plat ventre – ils se sentent coupés de ce qui les entoure. Quand vous massez le dos de votre bébé, soutenez son buste à l'aide d'un coussin.

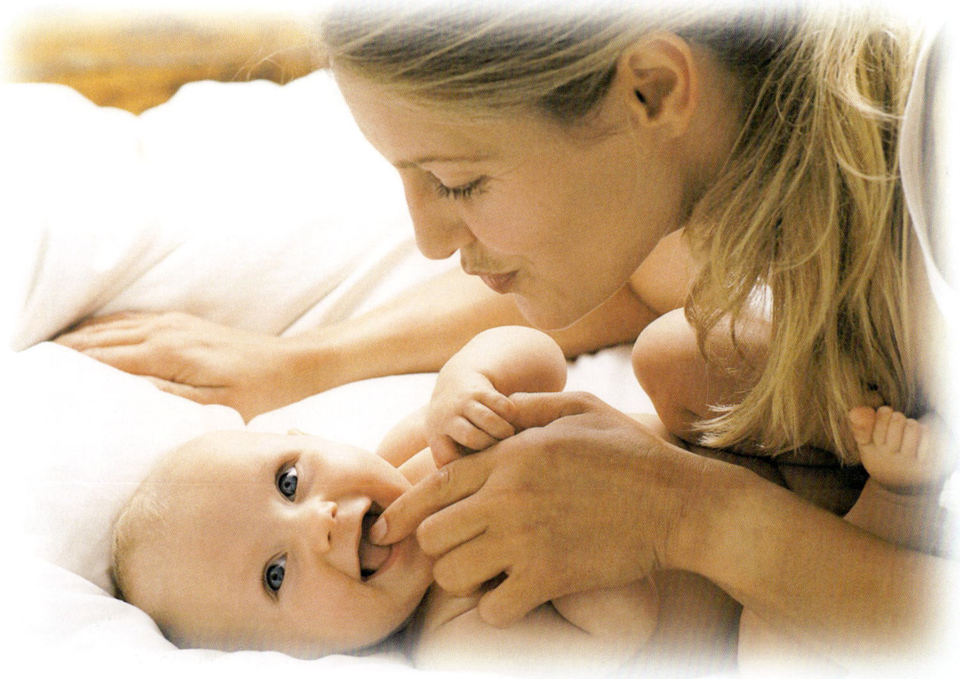

Pied bot

Certains bébés souffrent d'une déformation congénitale d'un pied (ou des deux). Il existe plusieurs variantes, la plus fréquente étant le pied tourné vers l'intérieur et en extension (varus équin). C'est la position du fœtus dans l'utérus qui est à l'origine de cette déformation. Elle peut être bénigne ou sévère et sera selon les cas traitée par la kinésithérapie ou par une intervention chirurgicale. Pour redresser le pied d'un bébé, il faut étirer et assouplir les muscles du mollet. Vous pouvez essayer ces quelques techniques de massage sur votre bébé, mais il est impératif de prendre l'avis et de suivre les conseils d'un médecin.

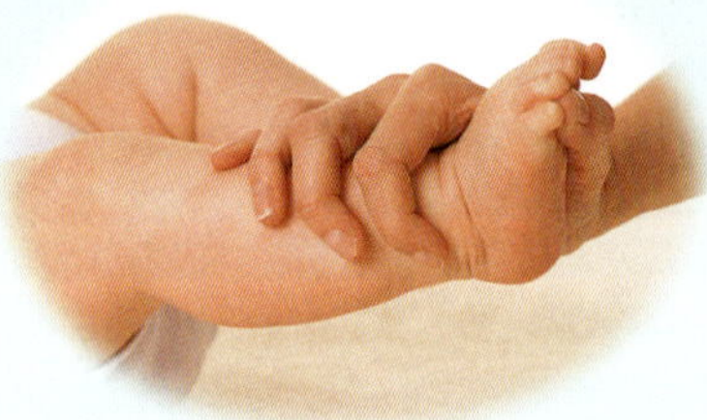

1

Assis sur les talons, sur un coussin, en face de votre bébé, soulevez sa jambe et massez le mollet et le pied. Avec le pouce tourné vers le bas, étirez le mollet et poursuivez le mouvement en faisant pivoter le pied vers l'extérieur pour le redresser, sans forcer.

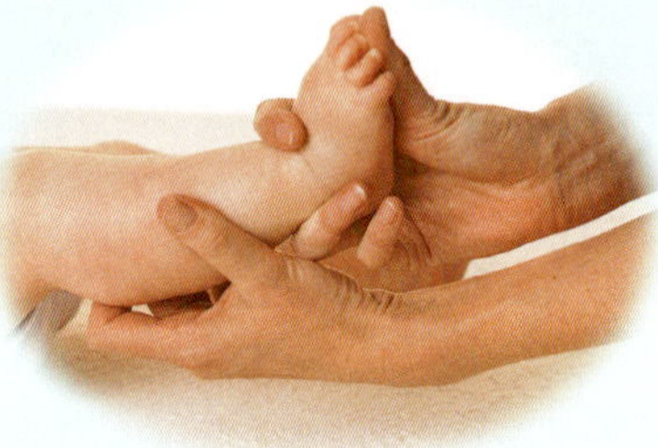

2

Maintenez le pied dans cette position tout en massant le mollet avec l'autre main.

• *Continuez pendant quelques minutes, ou aussi longtemps que votre bébé ne proteste pas. À faire deux fois par jour.*

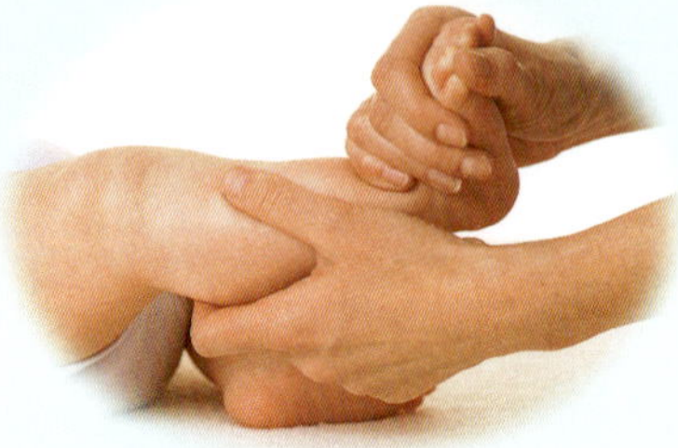

3

Tout en maintenant le pied dans la même position, stimulez du bout des doigts les muscles de l'intérieur de la jambe.

4

Asseyez-vous confortablement contre un mur, genoux relevés. Allongez votre bébé sur vos cuisses, genoux écartés, ses pieds reposant sur votre ventre. Massez les mollets de votre enfant et essayez simultanément d'étirer ses chevilles en appuyant ses pieds contre votre ventre.

• *Continuez pendant quelques minutes, ou aussi longtemps que votre bébé l'accepte. À faire deux fois par jour.*

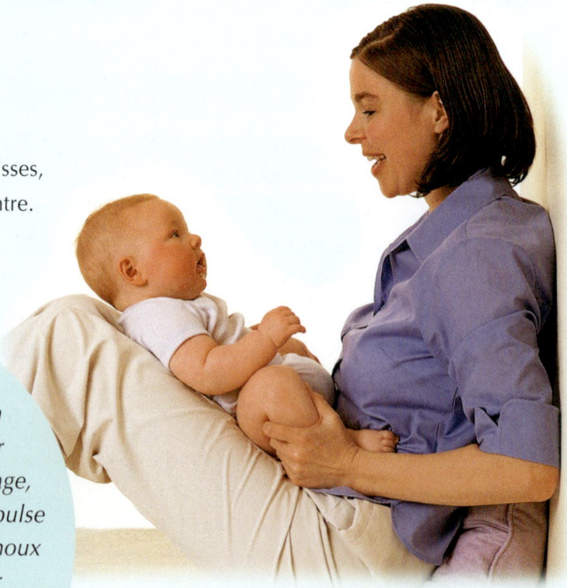

Maintenez bien votre bébé pour pratiquer ce massage, afin qu'il ne se propulse pas hors de vos genoux en poussant sur votre ventre.

Infirmité motrice cérébrale

Parlez à votre enfant, chantez-lui des chansons, montrez-lui que vous l'aimez.

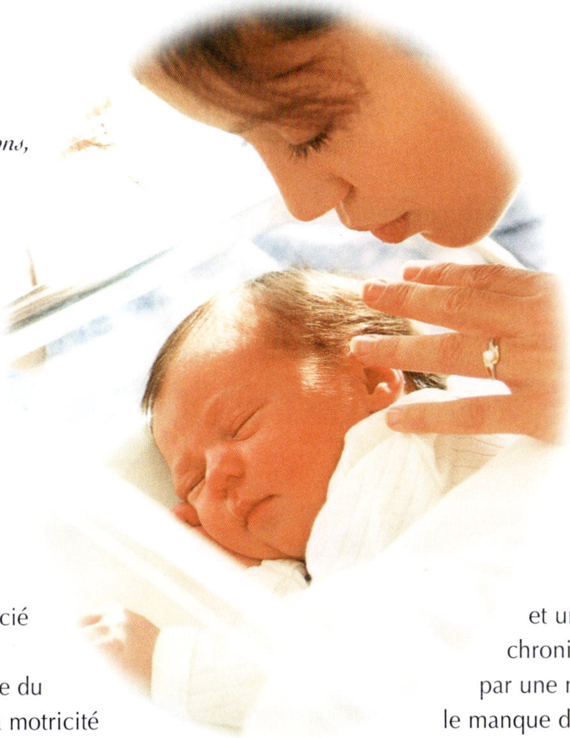

Ce handicap est associé à un développement insuffisant de la partie du cerveau associée à la motricité et à la posture. D'autres zones du cerveau peuvent être affectées, ce qui se traduit par des difficultés d'apprentissage, une mauvaise vue, une ouïe déficiente, des problèmes d'acquisition du langage. Les symptômes peuvent être légers ou sévères et varient d'un enfant à l'autre.

Il existe plusieurs formes d'infirmité motrice cérébrale. Les enfants sévèrement affectés ont besoin de soins constants et d'un support postural. Les massages peuvent apporter une amélioration modérée ou notable à leur état, agissant ainsi sur leur qualité de vie. Demandez l'avis de l'équipe médicale qui suit votre enfant.

Toute amélioration de la tonicité musculaire se traduit par une meilleure mobilité et peut avoir des effets bénéfiques sur la posture. Les massages peuvent soulager les crampes, atténuer les ballonnements et une constipation chronique, causés par une mauvaise posture et le manque d'exercice, améliorer la circulation et faciliter la communication avec le bébé grâce au contact peau à peau.

Une infirmité motrice cérébrale n'est parfois détectée qu'à un an ou plus. Si vous avez une raison de penser que votre bébé peut en être affecté, consultez un médecin. Dans ce type de handicap, plus les massages commencent tôt, plus ils sont efficaces. N'essayez jamais de mobiliser de force les articulations de votre bébé – adaptez à son état les techniques décrites dans cet ouvrage. Si votre enfant n'aime pas être nu, massez-le habillé. Introduisez progressivement les massages dans son quotidien. Vous pouvez commencer par les mains et les pieds, puis les mains et les bras, les pieds et les jambes, etc. Essayez de masser votre bébé chaque jour et, si vous rencontrez la moindre difficulté, prenez conseil auprès de l'équipe médicale.

Réaborder le massage

Fiers de leur mobilité toute neuve et impatients de découvrir le vaste monde, la plupart des « grands bébés » n'acceptent pas de rester allongés suffisamment longtemps pour recevoir un massage général. Lorsque ce moment sera arrivé, ne déshabillez plus votre enfant pour le masser, mais quand vous êtes assis avec lui, continuez à lui frictionner le dos, à caresser sa tête, ses membres, ses mains et ses pieds. Essayez de préserver ces contacts affectueux qui sont si importants pour vous deux. Votre enfant a toujours besoin d'être porté et touché, il a besoin d'être rassuré physiquement pour se construire une bonne image corporelle. Les câlins, les bisous et les caresses spontanés renforceront son estime de soi et vous permettront par la suite de réintroduire plus facilement les massages dans son quotidien si vous le jugez utile. Vers l'âge de 18 mois, vous pouvez essayer de lui proposer la séance de massage présentée dans les pages qui suivent.

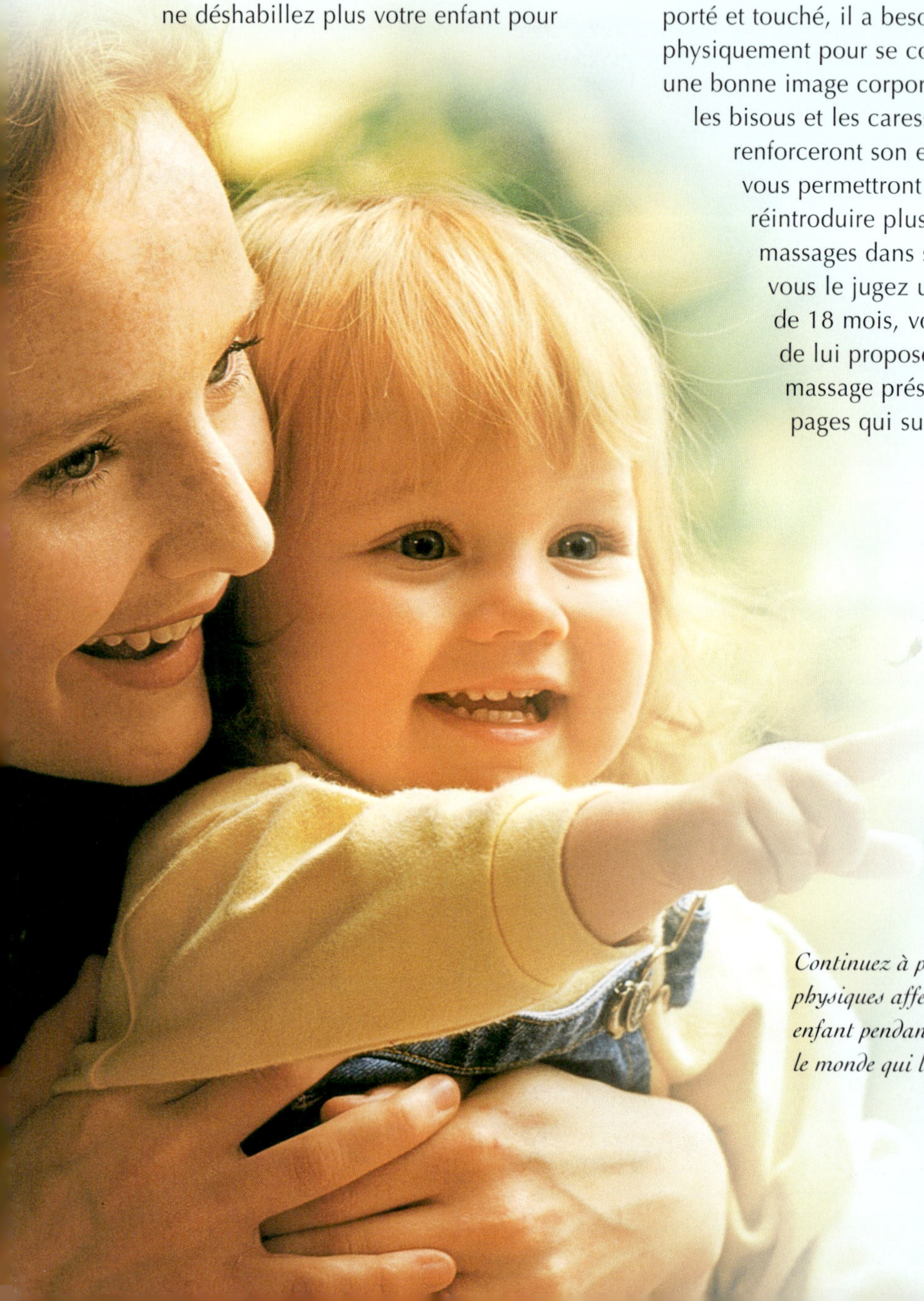

Continuez à partager des contacts physiques affectueux avec votre enfant pendant qu'il découvre le monde qui l'entoure.

1

Posez les deux mains à plat, en éventail, sur sa poitrine, massez vers le haut, vers l'extérieur, puis ramenez les mains au centre.

• *Recommencez 4 ou 5 fois.*

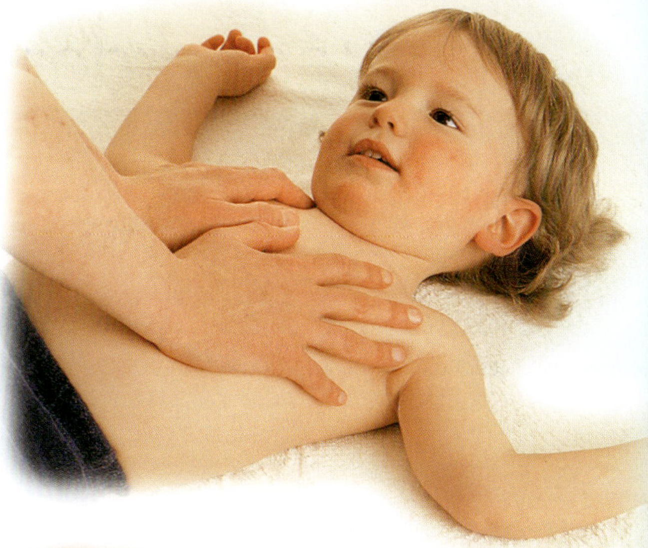

2

Frictionnez doucement, mais fermement, ses épaules d'avant en arrière, du cou vers les bras.

• *Continuez pendant environ 20 secondes.*

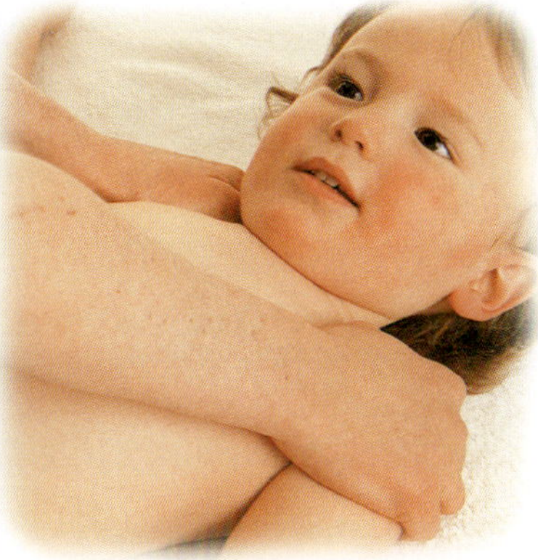

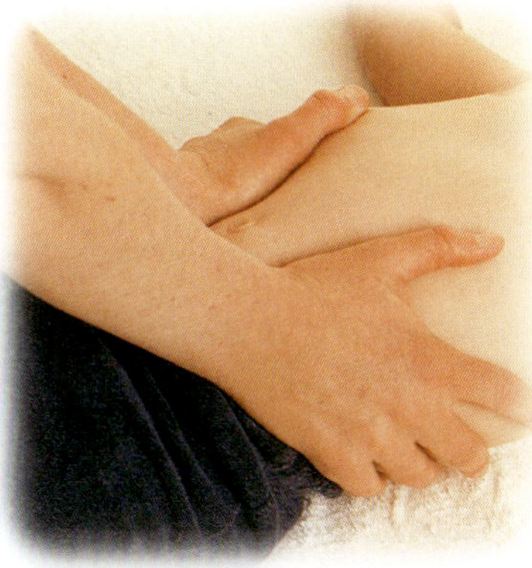

3

Sans soulever les mains, massez-le des épaules aux hanches, puis revenez vers les épaules.

• *Recommencez 4 ou 5 fois.*

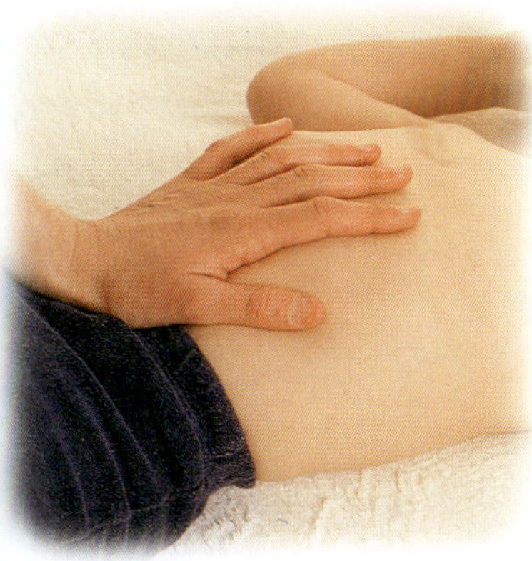

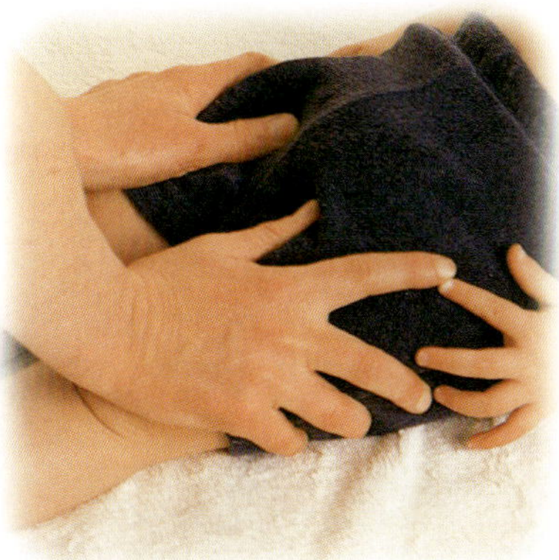

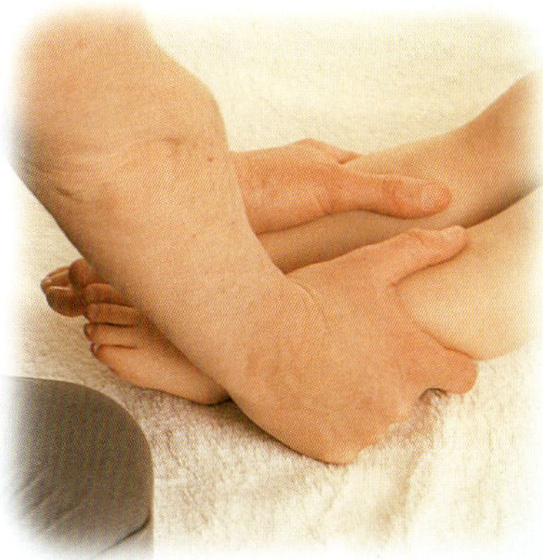

4

Massez d'une main souple et détendue le ventre de votre enfant dans le sens des aiguilles d'une montre.

• *Recommencez 5 ou 6 fois.*

5

Frictionnez et pétrissez le dessus des cuisses cinq ou six fois. Faites glisser vos mains vers les mollets et massez-les de la même façon.

6

Massez votre enfant des pieds aux épaules et des épaules aux pieds sans interrompre le contact des mains.

• *Recommencez 3 ou 4 fois, en finissant par les pieds.*

DES MASSAGES PLUS FERMES

À partir de 18 mois environ, votre bébé commence à s'affirmer et à revendiquer son indépendance avec plus de détermination. Cela demande toujours plus de patience et de compréhension de la part des adultes qui l'entourent. Pourtant, il semble que vers cet âge les bébés apprécient à nouveau les massages, peut-être parce que ces intermèdes apportent une pause bienvenue dans le tourbillon émotionnel qu'ils vivent à cette période.

Votre bébé est devenu plus fort, plus résistant, et vos massages peuvent être plus fermes et plus rapides. Pour retenir son attention, continuez à lui parler, à chanter des comptines et à garder le contact visuel tout au long du massage.

Si vous avez pratiqué avec lui les exercices de gymnastique douce décrits pages 60 à 71, vous pouvez en combiner un ou deux avec les massages.

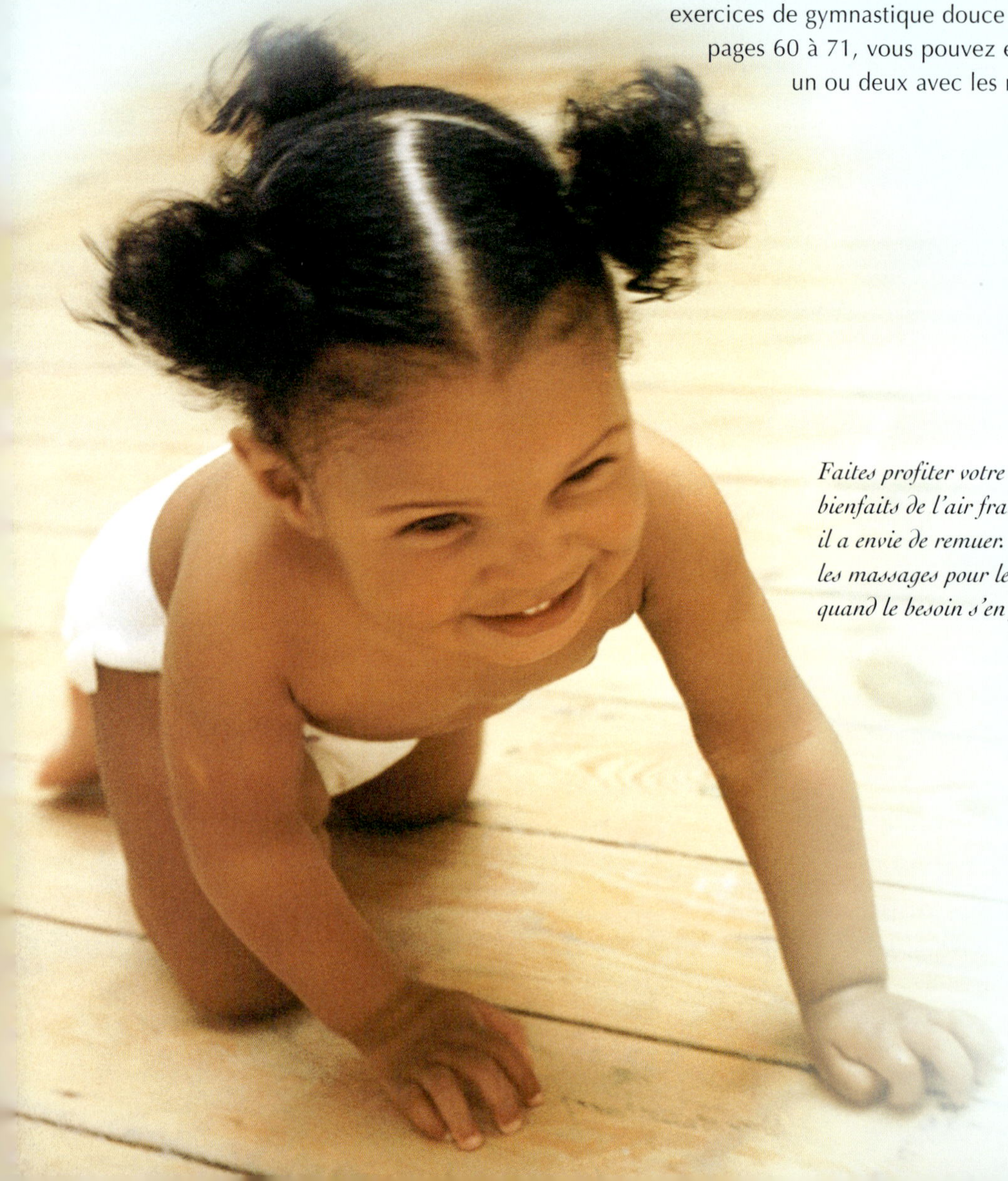

Faites profiter votre bébé des bienfaits de l'air frais quand il a envie de remuer. Utilisez les massages pour le calmer quand le besoin s'en fait sentir.

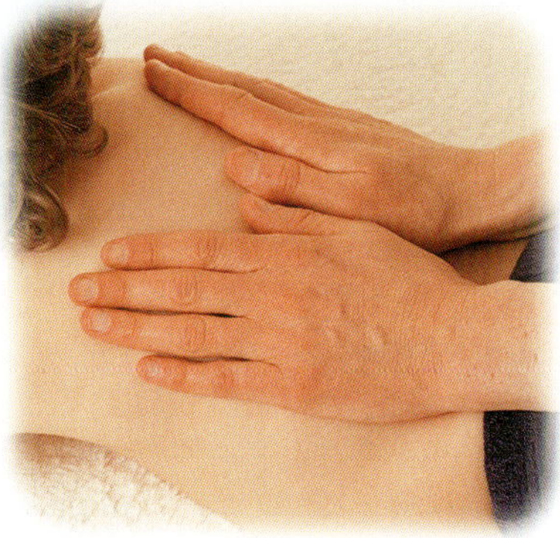

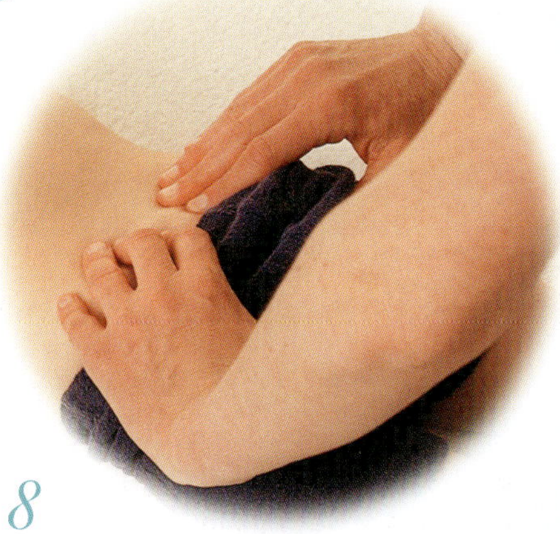

7

Allongez votre bébé sur le ventre, frictionnez-lui les épaules et massez le haut de son dos en exerçant, avec les pouces, des pressions le long des muscles paravertébraux.

- *Continuez pendant environ 20 secondes.*

8

Massez votre enfant des épaules aux pieds en utilisant le poids de vos mains, qui doivent être souples et détendues. Avec le bout des doigts, massez la base de sa colonne vertébrale et frictionnez-le doucement.

- *Recommencez 3 ou 4 fois.*

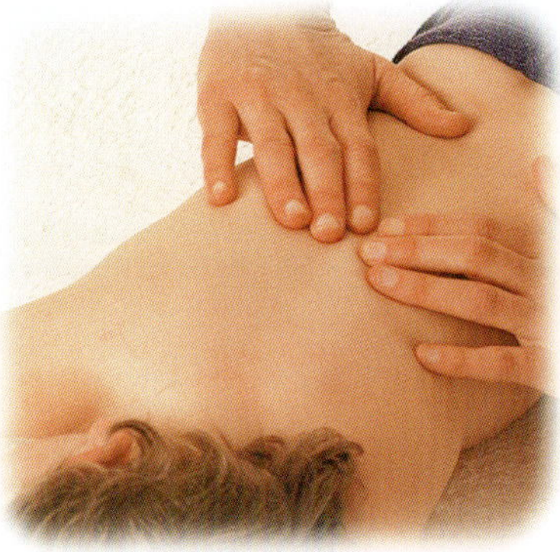

9

Faites glisser, en exerçant une légère pression, l'index et le majeur de chaque main de part et d'autre de la colonne vertébrale, du sacrum à la nuque, puis redescendez.

- *Continuez pendant environ 20 secondes.*

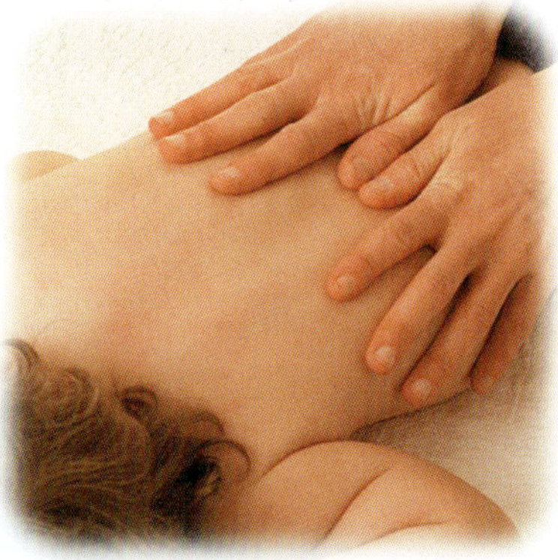

10

Écartez les doigts en éventail et faites glisser vos mains parfaitement détendues jusqu'aux pieds. Ramenez les mains sur la région lombaire.

- *Recommencez 3 ou 4 fois.*

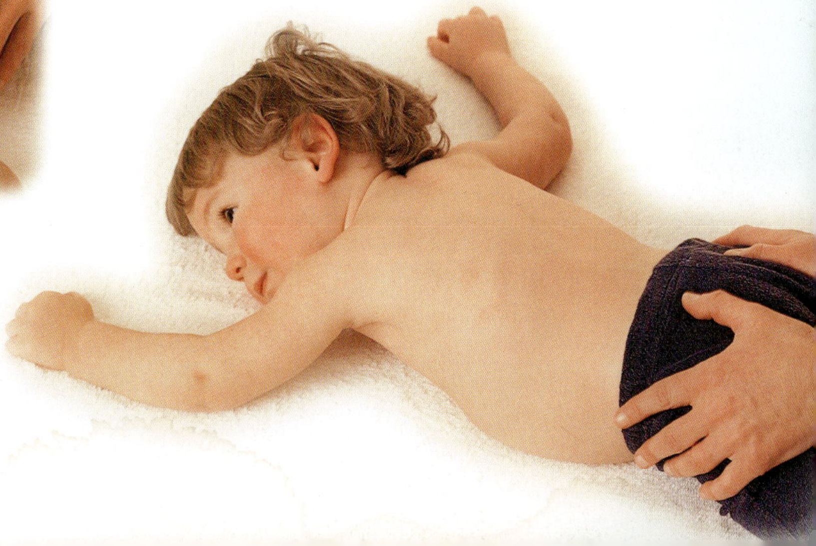

11

Terminez par un effleurage de l'arrière des épaules aux pieds.

- *Recommencez 3 ou 4 fois.*

Index

Crédits photographiques :
p. 17 Telegraph Colour Library ;
p. 27 Telegraph Colour Library ;
p. 50 The Stockmarket ;
p. 51 Images Colour Library ;
p. 60 GettyOne Stone ;
p. 61 The Stockmarket ;
p. 72 Powerstock Zefa Photo Library ;
p. 86 GettyOne Stone ;
p. 87 Steve Grand/Science Photo Library ;
p. 88 GettyOne Stone ;
p. 91 GettyOne Stone ;
p. 92 The Stockmarket ;
p. 94 Telegraph Colour Library.
Toutes les autres photographies sont de Jules Selmes.